DE LA PROPHYLAXIE

Ophtalmies Purulentes

DES NOUVEAU-NÉS

EMPLOI DE L'ANIODOL

PAR

Le Dr Fernand THOMIN
De la Faculté de Paris
Ancien externe des hôpitaux et de la Maison d'accouchements Baudelocque
Médaille de bronze de l'Assistance publique

PARIS

TYPOGRAPHIE A. DAVY

52, RUE MADAME

—

1902

DE LA PROPHYLAXIE

DES

Ophtalmies Purulentes

DES NOUVEAU-NÉS

EMPLOI DE L'ANIODOL

PAR

Le Dr Fernand THOMIN

De la Faculté de Paris

Ancien externe des hôpitaux et de la Maison d'accouchements Baudelocque

Médaille de bronze de l'Assistance publique

PARIS

TYPOGRAPHIE A. DAVY

52, RUE MADAME

—

1902

A MON PÈRE ET A MA MÈRE

Nec omnia debita solvi

A MON FRÈRE

———

A MES PARENTS

A MES AMIS

Nous sommes heureux de pouvoir exprimer ici notre attachement et notre reconnaissance à tous nos maîtres dans les hôpitaux, MM. les Docteurs :

LANNELONGUE, AUG. BROCA (Trousseau 1894).

BARTH (Broussais 1895).

DE BEURMANN (Broca 1895).

POZZI (Broca 1896).

LEGENDRE (Tenon 1897).

VARNIER, BAUDRON (Clinique Baudelocque 1898).

SIREDEY (Saint-Antoine 1899).

MONOD, ARROU (Saint-Antoine 1900).

MOIZARD, BOULLOCHE (Enfants-Malades 1901).

TROUSSEAU, KALT (Quinze-Vingts 1901).

DE LA PROPHYLAXIE

DES

Ophtalmies purulentes des nouveau-nés

EMPLOI DE L'ANIODOL

La prophylaxie des ophtalmies purulentes des nouveau-nés est une question de la plus haute importance, et dont l'étude offre véritablement un très grand intérêt, puisque, dans les diverses statistiques publiées sur les causes de la cécité, cette affection des premiers jours de l'enfance entre pour près d'un tiers!

Depuis de longues années déjà, depuis surtout que les conceptions pastoriennes sur l'infection et la contagion ont été appliquées à cette maladie, un certain nombre de cliniciens, soucieux de restreindre un semblable fléau, se sont efforcés de mettre au jour des moyens capables d'en prévenir l'apparition. Bien des propositions ont été faites dans ce but; et cependant, malgré les beaux résultats donnés par l'application de quelques-unes des méthodes recommandées, cette question de prophylaxie n'a pas cessé d'être pendante.

Tout dernièrement encore l'Académie de médecine et le Comité consultatif d'hygiène étaient appelés à donner leur avis sur les mesures à prendre pour dimi-

nuer l'étendue des ravages que font toujours les ophtalmies purulentes des nouveau-nés.

Certes, il est bien évident que le *desideratum* n'existe
pas, ou n'existe qu'à un faible degré, dans les Maternités où des soins prophylactiques bien compris et
systématiquement appliqués par des mains expertes
permettent d'obtenir des résultats très satisfaisants,
puisque l'affection qui nous occupe ne s'y observe plus
que dans une infime proportion. Mais il n'en est mal-
heureusement pas de même chez certaines sages-femmes, ni dans un grand nombre de familles, surtout
dans les milieux ouvriers des villes et des campagnes,
dans la classe pauvre de la société.

Le plus souvent alors toutes les mesures prophylactiques nécessaires, indispensables, ne sont pas rigoureusement prises ; et c'est dans ces conditions que les
ophtalmies purulentes des nouveau-nés sévissent encore avec une désolante intensité de fréquence et de
gravité.

N'est-il pas profondément navrant de penser que la
plupart des sujets atteints d'une aussi cruelle infirmité
et se présentant au public comme aveugles-nés, sont
des victimes de cette terrible affection par suite de
l'ignorance ou de la négligence des personnes qui ont
été chargées de donner à l'enfant les premiers soins?
Que dans la majorité des cas, il eût suffi de bien peu,
pour éviter tout le mal?

Pour remédier à cet état de choses dont les effets sont
aussi lamentables, il importe que tous ceux qui ont à
s'occuper à un titre quelconque des enfants nouveau-
nés tchent se tenir en garde contre les dangers trop

souvent méconnus de ces petites conjonctivites que l'on voit survenir dès les premiers jours de la naissance, et qui sont si légèrement traitées par les moyens les plus anodins, insignifiants, inefficaces sous le prétexte qu'elles ne sont que l'effet d'un simple refroidissement ou d'un courant d'air.

Il faut que tous sachent bien que « cette prétendue maladie des quinze jours », « ce jetage oculaire si favorable pour faire disparaître le feu », n'est autre chose qu'une infection, laquelle peut être évitée dans une très large mesure par l'application d'une prophylaxie appropriée.

Contribuer à la divulgation et à l'emploi de cette prophylaxie, que l'on peut résumer dans ce précepte : faire de l'antisepsie pour arriver à l'asepsie, — tel est le but de notre travail.

Mais nous ne devons pas oublier que les ophtalmies purulentes des nouveau-nés s'observent principalement en province et dans les familles peu fortunées, là où l'unique conseiller médical n'est souvent qu'une sage-femme, parfois même une simple matrone. C'est dire que, quel que soit le traitement recommandé pour lutter préventivement contre cette affection, il devra, tout en étant le plus efficace possible, être suffisamment simple pour que son application ne soit suivie d'aucun accident susceptible de provoquer l'inquiétude. Compliqué, ce traitement deviendrait par le fait d'un maniement difficile ou maladroit aussi dangereux que la maladie elle-même : l'asepsie oculaire mal exécutée ne ferait que blesser l'organe que l'on veut sauvegarder.

Sur les conseils de notre vénéré Maître, M. le professeur Pinard, nous avons étudié les résultats obtenus avec l' « Aniodol », nouvel antiseptique actuellement employé à la clinique Baudelocque comme traitement prophylactique des ophtalmies, et qui semble joindre à la plus parfaite innocuité une efficacité réelle.

Nous avons cherché, dans ce travail, à réunir en un faisceau tout ce qu'il est important de ne pas ignorer au sujet des ophtalmies purulentes des nouveau-nés. Laissant de côté le traitement curatif que seul le médecin doit diriger, nous avons décrit le plus brièvement et le plus clairement possible leurs principaux symptômes, leur nature et leur origine, les dangers auxquels elles exposent; nous insistons enfin sur la prophylaxie, et nous verrons qu'elle doit être envisagée en deux circonstances : avant la naissance de l'enfant (prophylaxie chez la femme enceinte) et après la naissance (prophylaxie spéciale à l'enfant).

Après avoir suivi dans leur évolution les différents traitements qui, à ce dernier point de vue, ont joui d'une plus ou moins grande réputation, nous consacrons un chapitre à l'emploi de l'Aniodol et à l'exposé des résultats cliniques et bactériologiques donnés par cette méthode.

Pour mener à bonne fin cette étude, nous avons dû mettre largement à contribution un certain nombre d'ouvrages. La remarquable communication que notre éminent Maître, M. le professeur Pinard, a faite sur ce sujet à l'Académie de médecine (séance du 16 juillet 1901) a considérablement facilité notre tâche.

L'ophtalmie purulente des nouveau-nés, l'une des premières affections auxquelles l'enfant soit exposé en naissant, est une inflammation spécifique de la conjonctive palpébrale et oculaire, souvent réunie à une inflammation de la cornée.

Ce n'est point une affection constitutionnelle; elle représente par excellence, comme nous le verrons bientôt, une des formes les plus typiques de l'inoculation microbienne, gonococcique le plus souvent.

Extrêmement contagieuse, non seulement d'enfant à enfant, mais aussi d'enfant à adulte, l'ophtalmie purulente est une des plus graves maladies de l'œil, capable de produire les plus grands désordres dans la structure anatomique et le bon fonctionnement de l'appareil de la vision, privant fréquemment l'individu d'un organe qui par dessus tout est une nécessité pour le travail et le bonheur humain.

C'est généralement du 2ᵉ au 5ᵉ jour après la naissance que se manifeste cette affection, le plus souvent sur un œil d'abord, quelquefois, mais rarement, des deux côtés en même temps. Le premier phénomène qui attire l'attention est l'impossibilité où se trouve l'enfant d'ouvrir l'œil atteint, qui est le siège d'un larmoiement continuel. On remarque alors que, de ce côté, les cils sont légèrement encroûtés à leur base et que le bord libre des paupières est un peu rouge et légèrement gonflé. Ce gonflement, généralement plus prononcé à la paupière supérieure, va en augmentant avec les progrès de l'inflammation, et atteint rapidement des proportions considérables. En même temps, on voit apparaître une sécrétion conjonctivale séreuse, claire, de couleur jaune-citron qui, en se desséchant à l'air, forme des croûtes jaunâtres et agglutine les bords libres des deux paupières. Cette constatation a une importance capitale pour le diagnostic, car on ne trouve ce liquide avec ces caractères qu'à la période tout à fait initiale de la maladie qui nous occupe.

A ce moment les paupières, quoique collées l'une à l'autre surtout au réveil, peuvent encore être écartées aisément, et si on les renverse on voit que la conjonctive palpébrale est gonflée et d'un rouge vif principalement au niveau des culs-de-sac ; la conjonctive bulbaire est fortement injectée. Souvent on trouve à la surface de cette muqueuse un magma blanchâtre, visqueux, que le moindre courant de liquide suffit à détacher.

Au bout de peu de temps, le plus souvent 24 heures après l'apparition des premiers symptômes, le gonflement des paupières a considérablement augmenté : la supérieure principalement est tuméfiée au point de perdre complètement sa mobilité et de maintenir l'œil dans un état d'occlusion hermétique, en descendant en forme d'ampoule au devant de l'inférieure.

Ce développement énorme est dû en grande partie à ce que la sécrétion de plus en plus abondante reste accumulée derrière les paupières par suite de leur agglutination persistante, et éloigne celle-ci du globe oculaire pour se constituer une véritable poche.

A cette période, si l'on écarte les paupières ou si l'enfant crie, on voit le liquide collecté sortir à flots ou même s'échapper en jets (1) : c'est un liquide séro-purulent, louche, d'aspect floconneux, contenant de très nombreux globules de pus en suspension. Cet écoulement, extrêmement abondant, se reproduit avec une très grande rapidité. Si l'on vient alors à retourner les paupières, ce qui n'est plus chose facile et demande quelque précaution, on constate que la muqueuse conjonctivale est d'un rouge plus intense, qu'elle a perdu son aspect lisse et poli ; elle est devenue rugueuse et très boursouflée, et saigne souvent au moindre attouchement.

Mais, chose remarquable, et sur laquelle on ne saurait trop insister en raison des conséquences pratiques qui en découlent, presque jamais la cornée n'est atteinte à ce moment : elle présente encore sa transparence, son brillant habituel, et a conservé sa convexité normale.

L'ophtalmie des nouveau-nés n'est donc au début qu'une conjonctivite purulente; elle peut s'arrêter là, surtout quand le petit malade est soumis à un traitement approprié. Mais si le mal n'est pas combattu avec énergie, il poursuit sans trêve ses ravages ; l'œil participe à l'inflammation, et c'est alors que sont à redouter les complications graves qui compromettent plus ou moins sérieusement la faculté visuelle. La cornée, infil-

_____

(1) Il faut prendre garde que le pus ne jaillisse dans les yeux de celui qui écarte les paupières, car il est extrêmement virulent et capable de provoquer chez lui une inflammation de même nature.

trée dans son épaisseur des éléments septiques de la suppuration, perd sa consistance ; des taches opalines se forment à sa surface, puis ses tissus se dissociant de plus en plus, elle s'ulcère, se creuse de petits cratères qui, gagnant en profondeur, finissent par la perforer et amènent ainsi une cécité complète et irrémédiable. Le résultat en est une existence brisée qui avait à peine débuté dans la vie ; c'est aussi, on peut bien le dire, un être inutile sur terre, à charge à son entourage ou à la société encore plus qu'à lui-même.

D'après un certain nombre de statistiques concernant les causes de la cécité, il est démontré que le tiers des aveugles environ doivent leur déplorable infirmité à l'ophtalmie des nouveau-nés ; quelques-unes même donnent une proportion plus forte.

C'est ainsi que Graefe, en 1880, rapporte qu'à l'asile provincial des aveugles de la Saxe, il a constaté que chez 75 p. 100 des pensionnaires la cécité était la conquence d'une ophtalmie blennorragique contractée au moment de la naissance (1).

Snell, en Angleterre, a compté que sur les 28.832 aveugles donnés par le recensement de l'année 1881, plus de 30 p. 100 le devaient à cette cause.

Reinhardt arrive au chiffre de 40 p. 100 pour vingt-deux instituts d'aveugles, dont la plupart en Allemagne.

Fuchs, en 1884 (2), estime que le nombre des aveugles en Europe est d'environ 320.000, et que sur ce

(1) *In Revue clinique d'Oculistique*, Bordeaux, mai 1885, t. V, p. 124.
(2) Fuchs. *Prévention de la cécité*, trad., Fierzal, 1885.

nombre l'ophtalmie des nouveau-nés doit être incrimi-
née dans une proportion de 33 à 40 p. 100 des cas.

Depuis, cette proportion reste à peu près exacte. En
1892, Callaërt (d'Anvers) rapporte que les statistiques
de plusieurs oculistes et les siennes lui permettent de
conclure que 30 p. 100 au moins des aveugles sont victimes de cette affection.

Prince, en 1893, dit que dans l'Illinois 34 p. 100 des
cécités sont dues à l'ophtalmie des nouveau-nés. Howe
accuse 19,5 p. 100 dans l'État de New-York.

Heim, dans une thèse très documentée passée à Berne
en 1895, donne le chiffre de 20 à 25 p. 100 comme
moyenne des cas de cécité occasionnés, en Europe, par
l'ophtalmie des nouveau-nés.

Enfin le Dr Trousseau, qui s'occupe actuellement de
rédiger un rapport sur la cécité, a bien voulu nous faire
la communication suivante : d'après les statistiques
reçues par lui, de France et de l'étranger, on peut,
sans crainte d'exagération, affirmer que l'ophtalmie
des nouveau-nés entre en cause dans plus de 30 p. 100
des cas. A l'école Braille, où sont reçus les enfants
aveugles du département de la Seine, on a relevé dans
une statistique récente faite il y a trois ou quatre mois
100 ophtalmies purulentes sur 227 sujets examinés.

Les chiffres qui précèdent nous montrent combien
sont redoutables les ophtalmies des nouveau-nés, et
quel rôle considérable elles jouent dans l'étiologie de la
cécité.

Et encore, dans ce terrifiant relevé, ne sont pas compris les cas où de par les troubles que cette affection
entraîne souvent du côté de la cornée, la vue, sans être

complètement détruite, se trouve notablement amoin-
drie. En dehors de ces milliers d'aveugles, en effet, il
existe un grand nombre d'enfants chez lesquels les
suites des ophtalmies se manifestent soit par la perte
d'un seul œil, le globe oculaire étant atrophié et trans-
formé en un moignon plus ou moins informe ; soit par
un staphylome partiel ou total, soit encore par la per-
sistance de taies qui diminuent l'acuité visuelle et con-
duisent bien souvent à d'autres infirmités telles que
obscurcissements de la vue, myopie, strabisme, etc.

Enfin, même lorsque les choses ne vont pas aussi
loin, la conjonctive ou les paupières peuvent conserver,
du fait de l'inflammation qu'elles ont subie, des lésions
toujours pénibles et altérant plus ou moins la vision. A
la conjonctive, on peut voir survenir soit des brides per-
manentes reliant le bulbe oculaire à la face interne des
paupières, soit des adhérences variées entre les conjonctives bulbaire et palpébrale (symblépharon), d'où gêne
dans les mouvements de l'œil.

La paupière peut être atteinte d'entropion, et alors
l'action mécanique perpétuelle des cils, retournés en
dedans, qui viennent frotter sur la cornée, irrite celle-ci,
amène un état ulcératif presque constant de cette surface et, de temps en temps, des poussées de kératite
grave avec toutes leurs conséquences.

Tels sont, rapidement exposés, les symptômes de
début des ophtalmies purulentes et les dangers qui peuvent en résulter pour les yeux des enfants. Faire disparaître cette maladie du cadre nosologique, ou tout au
moins en réduire les cas à une infime proportion,
serait donc rendre à la société un service considérable.

C'est là le but auquel la prophylaxie doit permettre d'arriver.

Mais pour appliquer une prophylaxie véritablement efficace, il importe beaucoup de posséder des notions précises sur les causes directes du développement de la maladie.

Aussi l'étude de l'étiologie et de la pathogénie est-elle des plus importantes dans le sujet qui nous occupe.

ÉTIOLOGIE ET PATHOGÉNIE

On n'avait autrefois que des notions assez vagues sur les causes et la nature des ophtalmies purulentes des nouveau-nés. Comme le fait ne pouvait guère manquer de se produire pour une maladie aussi variable dans ses allures, on a fait rentrer dans son étiologie le cortège complet des causes banales qui viennent fatalement figurer dans celle de toutes les affections dont la cause essentielle recte inconnue).

Les refroidissements, l'humidité, une trop vive lumière, les variations brusques de la température étaient couramment signalés comme causes occasionnelles, de même que l'état de faiblesse de l'enfant ou les conditions défectueuses du milieu dans lequel il naît (logements bas et humides, d'une aération rendue insuffisante soit par l'aménagement des ouvertures, soit par l'agglomération des personnes.

Cependant l'ophtalmie purulente des nouveau-nés ressemblant d'une façon si frappante à celle qui se produit chez les adultes atteints de blennorragie et qui, par imprudence, se sont inoculés les conjonctives, le rapprochement des causes s'est présenté de bonne heure à l'esprit des auteurs.

Depuis longtemps déjà l'observation clinique avait fait soupçonner ce que la bactériologie devait confirmer plus tard, à savoir les liens qui unissent étroitement les écoulements vaginaux, et en particulier l'écoulement blennorragique, à l'ophtalmie purulente des nouveau-nés.

Dès l'année 1750, en effet, Quellmatz, dans une étude intitulée *De cœcitate infantum fluoris albi materni ejusque virulenti pedissequa* (1) émettait l'idée de la connexion étroite qui existe entre la leucorrhée et la conjonctivité du nouveau-né ; mais il supposait que le virus vaginal agissait sur les yeux du fœtus par l'intermédiaire du sang de la mère.

Cette idée passa inaperçue et l'on s'en tint, jusqu'au commencement du xix° siècle, aux causes banales énumérées plus haut ; le coup de froid jouait dans cette étiologie le premier rôle.

A ce moment quelques auteurs, entre autres Colombier et surtout l'Anglais Gibson (1807) ayant remarqué la plus grande fréquence de la conjonctivité chez les enfants qui naissent de femmes ayant des flueurs blanches, avancèrent que lors du passage du fœtus à travers le vagin quelques gouttes de pus pouvaient se loger sous les conjonctives et déterminer par leur présence une réaction violente.

Gibson en tire des déductions très pratiques pour la prophylaxie.

La même idée reparaît dans les travaux de Vetch (1820) (1), qui inoculait avec succès à l'urèthre du pus provenant de conjonctivite purulente.

(1) *In Panegyrin Medicam*, DXIV.
(2) Vetch *practical treatise on the diseases of the eye*, 1820, p. 242.

Siebold (1819) (1) prétend avoir rarement observé l'ophtalmie des nouveau-nés sans que la mère fût atteinte de leucorrhée, ou qu'il existât chez elle présomption d'une ancienne affection spécifique.

Ritterich (1820) (2) nous apprend que les mères de tous les enfants atteints d'ophtalmie des nouveau-nés observés par lui avaient souffert de leucorrhée.

De même Baratta (3) et Scarpa pensent que l'enfant contracte l'ophtalmie purulente lors du passage de sa tête à travers le vagin infecté de gonorrhée ou de leucorrhée.

Lawrence (4), Mackenzie (2), Kennedy, tout en regardant cette maladie comme le résultat assez fréquent d'un état particulier de l'atmosphère, ce qui, d'après eux, expliquerait comment elle règne quelquefois épidémiquement, sont également d'avis qu'elle reconnaît très fréquemment pour causes les écoulements leucorrhéiques ou blennoragiques de la mère.

Afin de constater jusqu'à quel point l'ophtalmie purulente des nouveau-nés pouvait être occasionnée par un écoulement provenant des organes génitaux de la mère, le Dr Cederschold fit interroger, pendant le courant de l'année 1832, toutes les femmes qui se présentèrent à la Maternité de Stockholm sur le point de savoir si elles étaient oui ou non atteintes d'écoulement.

(1) *Journ. für Geburtschulfe, Frauenzimmer und Kinderkrankheiten*, 1819, p. 195.

(2) Ritterich. *Jahrliche Beiträge zur Vervollkommung der Augeneilkunst*, 1820.

(3) Baratta. *Observazioni pratiche sulle principali maathie degl' occhi*. Milan, 1818.

(4) Larwence. *Traité pratique des maladies des yeux.*

(5) Mackenzie. *Traité pratique des maladies des yeux*, 1830.

Le résultat de ses recherches fut le suivant : sur 328 femmes qui purent être observées, 137 étaient affectées d'un écoulement des parties génitales, et 181 en étaient exemptes.

Or 30 enfants furent atteints d'ophtalmie : 20 provenaient de mères qui avaient des écoulements, et 10 de mères qui n'en avaient pas.

Il résulte de là que les écoulements des parties génitales sont très communs chez les femmes enceintes, que toutes celles qui en sont atteintes ne communiquent pas fatalement l'ophtalmie à leurs enfants, qu'enfin l'ophtalmie peut survenir chez les enfants dont les mères n'avaient pas d'écoulements, preuve que la maladie peut reconnaître d'autres causes. Mais cependant, si l'on considère que 20 enfants sur 137 provenant de mères ayant des écoulements (soit environ 1 sur 7) ont eu l'ophtalmie, tandis que 10 seulement sur 181 (soit environ 1 sur 18) provenant de mères sans écoulement ont eu la même affection, et que la proportion des premiers est par conséquent près de trois fois aussi considérable que celle des seconds, « on peut affirmer que le fait d'un écoulement génital chez la mère est une cause très fréquente de cette maladie. » (1)

Billard (2), dans son Traité des maladies des enfants nouveau-nés, décrit avec détails l'ophtalmie purulente chez ces derniers, et admet comme une des causes principales de cette maladie un écoulement blennorragique de la mère.

<hr>

(1) Warlomont. *In Dictionnaire des Sciences médicales.* Article « Ophtalmie ».
(2) Billard. *Traité des maladies des enfants nouveau-nés* (1840).

A partir de ce dernier auteur, cette opinion s'infirme de plus en plus.

Ricord (2) n'hésite pas à admettre que l'ophtalmie purulente du nouveau-né est causée par une blen-norragie maternelle, mais cependant il n'en est pas moins convaincu que l'on doit attacher une plus grande importance encore aux matières irritantes dont peut s'accompagner l'accouchement.

Roosbreck (1843) est d'avis que la leucorrhée est une des causes les plus fréquentes de l'ophtalmie des nouveau-nés, « et ajoute, cet auteur, il devient possible de prévenir cette affection par la guérison de la leucor-rhée avant les couches, ou par des mesures de propreté prises relativement aux parties génitales de la mère, avant le passage du fœtus, ou en traitant convenable-ment les yeux de celui-ci. »

Bien que l'agent spécifique ne soit pas encore décou-vert, les auteurs qui traitent cette question sont dès lors presque unanimes à mettre au premier rang, comme cause de l'ophtalmie chez les nouveau-nés, l'inoculation des yeux de l'enfant par les liquides septiques sécrétés par les voies génitales de la mère.

De Wecker (1) et Rollet (2), entre autres, affirment l'origine et la nature contagieuses de la maladie.

Pauli de Landau, Bettinger, Guiyomar (1) soute-naient déjà l'origine blennorragique de cette affection,

(1) Ricord. Quelques considérations pratiques sur l'Ophtalmie blennorragique et sur son traitement (*Bulletin général de Théra-peutique* 1841. Tome XXI, p. 348).

(2) De Wecker. *Traité des maladies des yeux.* 1867.

(3) Roblet. *Dict. Dechambre* 1re série. Art. « Blennorragie » 1868.

(4) Guyomar, *Thèse de Paris*, 1878.

en se basant sur une série d'expériences d'après lesquelles le produit de sécrétion puriforme de l'ophtalmie des nouveau-nés, mis en contact avec la muqueuse de l'urèthre ou du vagin, détermine une blennorragie uréthrale ou vulvo-vaginale parfaitement caractérisée.

« Il résulte de nos expériences, dit Pauli de Landau, que les blennorragies de l'urèthre et du vagin pouvant donner naissance à l'inflammation de la conjonctive et réciproquement, il ne peut plus y avoir de doute sur leur parfaite identité ». (1)

Enfin les découvertes microbiennes et la bactériologie viennent confirmer cette opinion en démontrant que l'ophtalmie purulente est une maladie infectieuse, causée par le développement de microorganismes spécifiques.

En 1879, Neisser (2) alors assistant de la clinique dermatologique de Breslau, découvre dans le pus de l'ophtalmie purulente des nouveau-nés le même microbe qu'il rencontrait dans les sécrétions des vaginites blennorragiques. Il décrit d'une façon nette et précise ce microbe spécifique de la blennorragie et conclut tout naturellement qu'il existe dans le pus de certains écoulements vaginaux de la femme et dans celui qui distend les paupières du nouveau-né atteint d'ophtalmie un germe identique qui, puisé par le fœtus dans le vagin maternel, est la cause immédiate et spécifique de cette ophtalmie. Et il ajoute : « Ces microorganismes

(1) Pauli de Landau. De la nature de l'ophtalmie d'Egypte. Wurtzbourg, 1858

(2) Neisser. *Ueber eine der Gonorrhœ eigenthunliche micrococien form. In Centralblatt fur Med. Wiss.* 12 juillet 1879, n° 28., p. 497.

trouvés dans les suppurations de l'œil, comme dans les suppurations de l'urèthre ou du vagin, certifient donc l'étiologie blennorragique. »

Après la découverte de Neisser paraissent de nombreux travaux traitant du gonocoque en le considérant comme seule cause de l'urétrite blennorragique et par cela même de l'ophtalmie purulente.

En 1881, Otto Haab de Zurich (1) publie ses résultats. Par plusieurs méthodes il examine le pus de onze conjonctivites purulentes de nouveau-nés, de cinq blennorragies uréthrales et de deux conjonctivites blennorragiques.

« Les micrococcus, dit cet auteur, m'apparurent avec une rare netteté.

« Il faut ensuite remarquer que les micrococcus de la conjonctivite purulente des nouveau-nés paraissent absolument identiques à ceux de la blennorragie et de la conjonctivite blennorragique. Je dis expressément paraissent, car sont-ils véritablement identiques? C'est là une question. Mais j'assure qu'il m'a été impossible de constater la moindre différence au point de vue de la configuration, comme au point de vue de la morphologie. »

La même année, Hirschberg et Krause, Crédé trouvent le gonocoque dans toutes les ophtalmies purulentes des nouveau-nés et affirment que cette affection est toujours due à la contagion par la mère au moment de l'accouchement. D'autres auteurs, tels que Bumm, Welander, Von Tischendorf, expérimentent le pus de l'ophtalmie qui toujours aurait donné lieu à une blennorragie.

(1) Haab. *In Festchf. Horner.* 1881.

De même pour Oppenheimer (1), l'ophtalmie des nouveau-nés est toujours la conséquence de la gonorrhée chez la mère ; l'ophtalmie ne se rencontre pas d'ailleurs forcément chez tous les nouveau-nés dont la mère a un écoulement suspect, mais lorsqu'elle éclate chez eux c'est toujours là qu'il faut en chercher la cause.

Enfin, parmi un grand nombre d'autres auteurs pour qui la nature gonococcique de cette affection ne fait aucun doute, nous citerons encore Zweifel (2) qui, de concert avec Sattler, se livre à une nouvelle série d'expériences :

La question que cet auteur se propose de résoudre est de savoir si la blépharo-blennorrhée des nouveau-nés est fatalement due à un virus pourvu de coccus spécifiques, ou bien si les simples sécrétions vaginales catarrhales ou les lochies normales peuvent déterminer la conjonctivite. Recueillant avec une pipette dans le vagin de femmes parfaitement saines des lochies qui, examinées au microscope, ne contenaient que quelques coccus et où il n'y avait pas trace de gonocus, Zweifel porte directement la sécrétion lochiale dans le cul-de-sac conjonctival de six enfants. Pas une fois il ne s'est produit d'ophtalmie blennorragique. — Il a utilisé les lochies du 3ᵉ au 13ᵉ jour, c'est-à-dire des lochies sanglantes, séreuses et purulentes ; le résultat a toujours été le même ; jamais il n'y a eu ni inflammation, ni suppuration. — Zweifel conclut donc à la spécificité du virus de l'ophtalmie purulente, c'est-à-dire que pour lui cette forme d'inflammation est due au transport et à la

(1) Oppenheimer. *Archiv. f. Gynœk.* 1885.
(2) Zweifel. *Archiv. f. Gynœk.* XXII, p. 318.

propagation du diplococcus gonorrhéen de Neisser. (*Archives de Tocologie* 1884, p. 131.)

D'un autre côté, Léopold et Wessel (1), à la Clinique de Dresde, pour établir le rôle des gonocoques dans la transmission de l'ophtalmie, ont examiné les produits de sécrétion de 18 femmes : le gonocoque ne fut trouvé que chez une de ces femnes. Aucun des 18 nouveau-nés ne fut soumis au traitement prophylactique et seul l'enfant de la femme à gonocoques présenta au troisième jour une ophtalmie type.

Nous voyons donc que depuis la découverte de Neisser le gonocoque est considéré comme l'agent spécifique de l'ophtalmie des nouveau-nés.

Cependant les différences si considérables observées dans l'intensité de la marche et des lésions que présente cette affection poussent bientôt quelques auteurs à rechercher si ce micro-organisme en est la cause unique. En 1884, Kröner (1), de Breslau, entreprend des recherche dans ce sens; sur 92 nouveau-nés atteints d'ophtalmie. l'auteur a trouvé 63 fois le gonocoque de Neisser; 29 fois il lui a été impossible de le découvrir. Or, toutes les fois que la présence du microbe a été constatée dans les yeux de l'enfant, on l'a également retrouvé chez la mère ; lorsque, au contraire, on n'avait pas trouvé de gonocoque dans la sécrétion conjonctivale, la sécrétion des organes génitaux contenait des bacilles, des diplocoques, mais le gonocoque spécifique faisait défaut.

L'auteur conclut de ces faits que la sécrétion vagi

(1) *Archiv. fur Gynœk.* Band XXIV, Heft 1.
(2) Kroner. *Archiv. f. Gynœk* XXV, p. 109 et *Semaine médicale* 16 octobre 1884, p. 406.

nale ou lochiale peut, même dépourvue de gonococcus, provoquer une blennorrhée oculaire.

« Au point de vue clinique, dit Kroner, il n'y a pas de différence frappante entre les blennorhées contenant des gonocoques et celles où il n'y en a pas. Dans l'un et l'autre cas, la maladie commence dans les premiers jours après la naissance, rarement après la première semaine. Elle est presque toujours bilatérale. Mais il faut remarquer que les cas dépourvus de gonocoque ont présenté une moins grande intensité, une ténacité moindre des phénomènes inflammatoires, et une moins grande tendance à attaquer la cornée ; tandis que les cas à gonocoque paraissaient plus graves. »

En 1888, Widmark (1), revenant sur cette question, déclare que, sur 103 cas qu'il a examinés, il n'a trouvé des gonocoques que dans 64, et jamais dans les 39 autres, malgré des recherches les plus minutieuses. « La preuve, dit-il, que ces dernières ophtalmies ne sont pas de nature gonorrhéique est tirée de ce fait que les gonocoques y font défaut et que la matière sécrétée n'est pas infectieuse quand elle est introduite dans l'urèthre de l'homme. »

Koch (1), étudiant le pus de la sécrétion conjonctivale des ophtalmies d'Egypte, y découvre tantôt le gonocoque, tantôt un petit bacille fin auquel Weeks donna bientôt son nom (2). Ce bacille est reconnu comme étant l'agent causal de la conjonctivite aiguë contagieuse,

(1) Widmark. Sur la fréquence de l'Ophtalmie des nouveau-nés en Suède. *Revue Générale d'Ophtalmologie*. 1888, t, VII, p. 145.
(2) Kock. *In Wiener Med. Woch.* 29 Déc. 1883, p. 1550.
(3) Weeks. *In Archiv. of. Ophtalmology.* 1886, t. XV, p.

dont les nouveau-nés peuvent également être atteints.
En 1891, à l'occasion d'un rapport de M. Chébret au
Congrès d'ophtalmologie de Paris, le Professeur Panas
revient et insiste sur la non-unicité des conjonctivites
des nouveau-nés ; il a constaté dans certains cas le bacille de Weeks, et il pense que d'autres microbes sont
encore à incriminer.

La thèse de Morax (3) est venue confirmer ces vues.
Dans la plupart des cas d'ophtalmies de nouveau-nés
qu'il a observés, cet auteur a constaté la présence du
gonocoque, mais, d'autres fois, malgré un examen ré-
pété, il n'a pu reconnaître l'agent spécifique de la blennorragie. — Dans un cas, il a trouvé le pneumocoque ; dans d'autres le bacille de Weeks ; dans d'autres
enfin, l'examen bactériologique ne lui a pas permis de
se prononcer.

Parinaud (1) attire également l'attention des accoucheurs sur l'ophtalmie des nouveau-nés occasionnée par
le pneumocoque. Cette affection, qui débute dans
les premiers jours de la naissance, atteint le plus souvent les deux yeux soit simultanément, soit successivement, et se prolonge parfois d'une manière désespérante
pendant des mois. — Les symptômes en sont peu accu-
sés ; les yeux sont seulement larmoyants et sales, comme
disent les mères. — Un fait domine la pathologie de
cette conjonctivite : c'est la présence du pneumocoque
qui existe en abondance dans la sécrétion conjonctivale,
à l'exclusion d'autres bacilles. — Pour cet auteur, il
est possible que cette conjonctivite soit le résultat

(1) Morax. Thèse Paris 1893-94, n° 25.
(2) Parinaud. *Annales d'Oculistique*, 1894, t. CXII.

d'une infection ayant son point de départ dans les fosses nasales, et se transmettant par le canal nasal à la conjonctive ; cependant, dans certains cas où l'affection est constatée dans les deux yeux dès les premiers jours qui suivent la naissance, il semble que la muqueuse oculaire ait été contaminée directement par le vagin comme dans la conjonctivite à gonocoqnes.

Cuénod, dans un article sur la Bactériologie clinique de la conjonctive (1), admet deux sortes de conjonctivite des nouveau-nés : l'une grave, précoce, contenant le gonocoque ; l'autre plus tardive, relativement bénigne, reconnaissant pour cause soit le bacille de Weeks, soit le pneumocoque, soit peut-être encore d'autres micro-organismes.

En 1896, Chartres (2), dans un important mémoire sur la bactériologie de l'ophtalmie purulente des nouveau-nés, publie le résultat de ses recherches personnelles portant sur 26 cas. Il trouve comme étiologie :

soit près de

9 fois	des gonocoques purs.	36 0/0
3 —	des bacilles de Loëffler.	12 0/0
3 —	des microcoques.	12 0/0
2 —	des streptocoques associés au gonocoque	8 0/0
2 —	des streptocoques seuls. . , ...	8 0/0
1 —	des streptocoques associés au Loëffler.	4 0/0
1 —	des streptocoques associés au staphylocoque.	4 0/0
1 —	des staphylocoques.	4 0/0

____

(1) Cuénod. *Gazette des Hôpitaux.* 1894, p. 989.

(2) Chartres. *Archives cliniques de Bordeaux.* Décembre 1896, p. 531, et Thèse Bordeaux 1896.

1 -- des streptocoques associés à un bacille
        indéterminé. **4 0/0**
1 — des bacilles de Weeks. **4 0/0**
1 — des bacilles indéterminés. **4 0/0**
1 — des sarcines. **4 0/0**

De ses recherches, le Dr Chartres conclut que les cas les plus graves sont ceux dans lesquels l'on rencontre des streptocoques purs ou associés au gonocoque, tandis que les cas à gonocoques purs sont relativement plus bénins.

Vers la même époque, Axenfeld (1) observe une épidémie de conjonctivite pneumococcique chez les enfants, et l'année suivante le Dr Schuhl (2) communique à la Société de médecine de Nancy un cas d'ophtalmie purulente chez un nouveau-né, dans lequel M. Théry démontra la présence du pneumocoque de Talamon-Fraenkel. Grœnouw (3), sur 40 cas, a rencontré 14 fois le gonocoque pur, 6 fois le gonocoque associé soit au bactérium coli soit au staphylocoque.

Bietti (2) a observé un cas d'ophtalmie purulente chez un nouveau-né, où l'examen bactériologique ne révéla la présence que du bactérium coli commune sans aucune autre association microbienne.

(1) Axenfeld. *Ueber eine durch Pneumoniekokken hervorgernfene schulepidemie von Bindehausentzundung der Augen.* Analysé in Centralblatt für prakt. Augenh. 1896, p. 646.

(2) Schuhl. *Revue médico-chirurgicale des maladies des femmes,* 25 octobre 1897, page 629.

(3) Grœnouw, *Bacteriologische Untersuchungen uber die Aetiologie der Augenentzundung der Neugeborenen Bericht der Opht. Gesellschaft.* Heidelberg 1899.

(4) Bietti. *Typische blennorrhiœ neonatorum durch bacterium coli commune; In Klinisches Monattsb. f. Augenheilk.,* 1899, p. 311.

Mentionnons encore les recherches faites à ce sujet par le Dr Gonin (1), à l'hôpital ophtalmique de Lausanne; sur 38 cas, cet auteur a trouvé :

22	conjonctivites avec	gonocoques	58	p. 100
5	—	staphylocoques seuls. .	13,2	—
4	—	pneumocoques.	10,5	—
3	—	bacilles de Weeks. . .	8	—
2	—	bactéries variées. . . .	5,25	—
2	—	sans bactéries.	5,25	—

Enfin nous-mêmes nous avons examiné au point de vue bactériologique, chez 20 nouveau-nés atteints d'ophtalmie, le pus provenant de la sécrétion conjonctivale. Pour ce faire, nous recueillions un peu de pus à l'aide d'une pipette stérilisée. Puis chaque fois nous faisions immédiatement avec une partie de ce pus des préparations extemporanées par simple coloration avec le violet de gentiane et le bleu de méthylène. Le reste de la sécrétion recueillie était ensemencé, au moyen d'une spatule en platine préalablement flambée, sur deux milieux différents : tubes de sang gélosé et tubes de sérum gélatinisé. Ces tubes étaient alors portés à l'étuve à 37°, et lorsque des colonies apparaissaient, nous les examinions par le procédé de Gram. Ces recherches bactériologiques nous ont donné les résultats suivants :

11	fois le gonocoque pur	55	p. 100
2	— le gonocoque associé au streptocoque.	10	—
1	— — au staphylocoque.	5	—

(1) Gonin. De la nature microbienne des conjonctivites. *In Revue médicale de la Suisse romande*, 20 février 1899, p. 100.

2 — le streptocoque. . . . . 10 —
1 — le staphylocoque. . . . . 5 —
2 — le bacille de Weeks. . . . . 10 —
1 — des microcoques divers. . . . . . . 5 —

Ainsi donc, il résulte des expériences et des recherches que nous venons de rapporter que les ophtalmies purulentes des nouveau-nés sont causées par une infection se développant sous l'influence d'un agent spécifique. Mais si dans la majorité des cas, le gonocoque en est la cause, il semble bien démontré maintenant que d'autres agents pathogènes peuvent également infecter primitivement la conjonctive des nouveau-nés. Streptocoques, staphylocoques, bacilles ds Weeks, bacilles de Loëffler, pneumocoques, etc., ont été rencontrés soit seuls, soit associés.

Nous en aurons fini avec l'étiologie et la pathogénie de cette affection lorsque nous aurons dit comment et quand se produit l'infection.

Le plus souvent c'est dans les sécrétions vaginales de la mère que se trouve contenu l'agent infectieux, et l'enfant reçoit le germe de la maladie au moment de la naissance, alors que sa tête passe à frottement à travers le canal génital.

C'est en effet à ce moment que la matière septique qui crée l'infection vient se mettre en contact direct avec la muqueuse de l'œil, ou bien s'accumule dans les cils et sur le bord des paupières pour, de là, pénétrer dans le cul-de-sac conjonctival lorsque l'enfant ouvre les yeux, ou même par suite d'un lavage mal combiné.

Il nous semble évident que le volume de la tête de

l'enfant offre ici son intérêt pathogénique ainsi que certaines causes prédisposantes venant du côté de la mère, telles que la primiparité, l'étroitesse du bassin ou de la vulve. On comprend, en effet, facilement que toutes ces particularites retardant la rapidité de l'expulsion du fœtus, celui-ci se trouve plus longtemps en contact avec les écoulements maternels, c'est-à-dire le plus souvent avec des substances nocives, et qu'il a par conséquent plus de chances d'être infecté. Quant au mode de présentation, il est bien évident que la présentation de la face favorise singulièrement l'inoculation, les yeux de l'enfant étant alors plus tôt et plus immédiatement en contact avec les sécrétions morbides qui lubréfient le vagin.

Mais s'il est prouvé que la contagion se produit le plus fréquemment dans ces conditions, c'est-à-dire lors de l'expulsion du fœtus, il n'en faut pas moins savoir qu'il existe des cas indubitables dans lesquels l'infection s'est effectuée alors que la tête de l'enfant était encore dans l'utérus. Ce fait est prouvé par un certain nombre d'observations dans lesquels les enfants sont nés avec tous les symptômes d'une ophtalmie purulente soit en pleine période d'état, soit seulement en période de début, la période d'incubation étant déjà passée.

Bellouard, dans sa thèse (1), a étudié ces cas précoces dont il rapporte quelques observations. Pour lui, il faut alors qu'il y ait eu infection avant l'accouchement, et cette infection précoce paraît avoir eu pour porte d'en-

---

(1) Belloua d. *Etude sur l'apparition précoce de l'ophtalmie purulente chez les nouveau-nés.* Thèse, Paris 1892.

trée, dans certains cas, l'ouverture prématurée de la poche des eaux.

Nous avons recherché dans les archives de la clinique Baudelocque les cas de ce genre, et dans les six observations que nous avons pu relever où l'enfant était atteint d'ophtalmie lors de sa naissance, nous avons trouvé que l'œuf avait été ouvert longtemps avant l'expulsion du fœtus.

Il nous semble donc tout naturel d'admettre que la porte d'entrée de l'agent infectieux a été l'ouverture de la poche des eaux. Mais comment les liquides morbides ont-ils pu pénétrer par cette ouverture? Nous trouvons une explication relative de ce fait en invoquant le toucher comme cause de contagion ; le doigt de l'accoucheur passant par le vagin se revêt d'un enduit septique et va directement déposer sur la tête même du fœtus les germes qu'il a recueillis. Est-ce là le mécanisme réel suivant lequel survient l'infection dans les circonstances que nous venons d'indiquer ?

Doit-on penser qu'elle se fait par l'intermédiaire de la canule servant aux injections ? ou encore par tout autre moyen? Peu importe. Les faits cliniques rigoureusement observés établissent nettement cette infection intra-utérine.

Jusqu'alors nous voyons que l'enfant reçoit les germes de l'ophtalmie avant sa naissance, dans le vagin de la mère le plus souvent, quelquefois dans l'utérus lui-même. Et l'on comprend aisément que — par ce fait seul que, suivant les circonstances, l'infection peut se produire quelques instants, quelques heures ou même quelques jours avant la naissance, — les symptômes de l'ophtalmie purulente apparaissent à des moments diffé-rents, abstraction faite de la nature et de la virulence de l'agent pathogène.

L'ophtalmie se produisant dans ces conditions est dite primitive : elle se manifeste ouvertement dans les cinq premiers jours qui suivent là naissance.

Mais ce n'est pas tout. Il arrive aussi, quoique beaucoup plus rarement, que l'enfant, sain au moment de sa naissance, est infecté plus tard, les yeux étant alors contaminés par le milieu extérieur.

Ce milieu est constitué par tout ce qui touche ou environne l'enfant. C'est dire que les modes de contagion sont ici multiples, et qu'il faut, pour l'éviter, prendre de minutieuses précautions. En effet, les doigts des personnes chargées des soins de l'enfant, les linges et les éponges employés à sa toilette, les vêtements qui le couvrent et jusqu'aux caresses qu'on lui prodigue, tout peut devenir agent de transmission.

La contagion d'un enfant par un autre déjà atteint de l'ophtalmie peut également avoir lieu soit directement, soit par l'intermédiaire d'une tierce personne, soit par les objets de toilette ou de literie.

De même l'infection du second œil indemne par le premier seul atteint au début est encore à signaler.

Quel qu'en soit le mode de production, cette ophtalmie est dite secondaire ; elle ne se développe qu'après le cinquième jour qui suit la naissance. Comme la variété primitive, elle reconnaît pour cause déterminante l'inoculation dans les yeux de l'enfant d'un germe infectieux, dont la nature peut également être variable.

Maintenant que nous est bien connue la véritable source des ophtalmies purulentes des nouveau-nés, nous pouvons aborder avec fruit l'étude de la prophy-laxie.

PROPHYLAXIE

L'impuissance ou l'insuffisance avérées dans certains
cas des agents thérapeutiques dirigés contre les maladies qu'ils avaient à combattre ; l'étude plus approfondie
et plus précise des causes essentielles [de ces maladies,
ont conduit les cliniciens à rechercher dans les moyens
prophylactiques des auxiliaires puissants.

Certes, bien loin de moi la pensée de prétendre que
nous sommes complètement désarmés pour le traitement
des ophtalmies purulentes des nouveau-nés. Nous
sommes, au contraire, aujourd'hui en état de lui tenir
facilement tête.

Mais il arrive trop souvent que ce traitement n'est
pas institué assez tôt, que l'incurie, l'ignorance, les
préjugés ou l'éloignement privent de soins réguliers les
pauvres petits êtres atteints de cette grave affection,
d'où le nombre toujours considérable des victimes
qu'elle entraîne.

Aussi sommes-nous persuadés qu'une prophylaxie
méthodique et strictement observée, s'adressant directement aux causes mêmes de l'infection conjonctivale,
pour en arrêter l'action, est encore le meilleur moyen
de restreindre les funestes effets des ophtalmies.

Avec notre maître, M. le professeur Pinard, nous

dirons que « la prophylaxie des conjonctivites purulentes des nouveau-nés consiste à mettre les yeux de
l'enfant avant et après sa naissance à l'abri de tout contact avec les agents infectieux ; en d'autres termes, il
faut faire en sorte que l'enfant soit dans un milieu
aseptique, c'est-à-dire privé de tout germe, de tout
microorganisme. »

Pour arriver à ce résultat, il nous faut recourir à un
ensemble de moyens préventifs qui ne sont évidemment
que de simples déductions des notions étiologiques que
nous avons précédemment passées en revue. Pour être
efficaces, ces moyens devront avoir pour but de poursuivre l'agent infectieux partout où il peut être un
danger pour l'enfant ;

1° Dans le vagin de la mère (prophylaxie pendant la
grossesse et pendant .ravail) ;

2° Dans les yeux de l'enfant (prophylaxie à la naissance et après la naissance).

Ces deux indications, dont l'une est le complément
indispensable de l'autre si l'on veut avoir les plus
grandes chances de réussite, sont remplies :

1° Par l'asepsie la plus parfaite possible des voies génitales de la mère, obtenue surtout par des toilettes
vulvaires fréquentes et par des injections vaginales
antiseptiques ;

2° Par des nettoyages et instillations oculaires chez
l'enfant.

Déjà à cet égard Gibson avait fort exactement et clairement posé les bases de la prophylaxie en formulant
les trois propositions suivantes :

« 1° Il faut faire disparaître les flueurs blanches de la mère, pendant la grossesse ;

« 2° Si l'on n'y a pas réussi, il faut, pendant l'accouchement, en débarrasser le vagin ;

« 3° Il faut faire également des lotions des yeux des enfants aussitôt après la naissance, pour empêcher les effets nuisibles du contact des sécrétions vaginales avec les yeux, à l'aide d'un liquide capable de neutraliser l'action nocive de ces sécrétions. »

Après lui, la coïncidence de l'ophtalmie de l'enfant avec la blennorragie ou la leucorrhée de la mère étant partout signalée et admise par la majorité des auteurs, d'excellents conseils sont donnés dans le but de s'opposer à l'apparition de la maladie.

Mais ces auteurs n'ayant sur la nature et le mode de propagation de l'ophtalmie que des données tout à fait incomplètes, les moyens employés n'étaient que trop souvent insuffisants.

Le véritable traitement prophylactique ne fut institué qu'après la découverte du micrococcus de Neisser ; en effet lorsqu'il fut bien démontré que l'ophtalmie était une infection reconnaissant pour cause essentielle la présence dans les yeux de l'enfant d'un germe puisé par lui, directement ou indirectement, dans les sécrétions pathologiques du vagin maternel, on fut tout naturellement porté à employer contre ce germe ces mêmes méthodes antiseptiques qui déjà donnaient en chirurgie et contre d'autres infections des résultats si remarquables.

Empêcher autant que possible les germes infectieux

de se développer, c'est, en effet, enrayer l'éclosion de la maladie elle-même : tel est le but auquel doit viser tout traitement prophylactique.

I. — Prophylaxie pendant la grossesse et pendant le travail.

De même qu'il est nécessaire, avant de pratiquer une intervention chirurgicale, de désinfecter soigneusement le champ opératoire, de même l'application d'une antisepsie rigoureuse chez toute femme enceinte nous paraît être, au point de vue qui nous occupe, une règle absolue pendant la dernière période de la grossesse et pendant l'accouchement.

Les organes génitaux de la femme, en effet, renferment, même à l'état normal, un grand nombre de micro-organismes. C'est là un fait indéniable aujourd'hui. Des recherches ont été poursuivies partout, surtout en Allemagne, au sujet de cette flore bactérienne vaginale et, d'après ces recherches il est acquis qu'à l'état sain la vulve, le vagin et la cavité du col jusqu'à l'orifice interne renferment de nombreux microbes, tandis qu'il n'y en aurait pas au-dessus dans la cavité du corps de l'utérus.

Certains auteurs, Winter, Döderlein, Krönig, Giles et autres, ont bien avancé que ces microbes ne sont pas virulents, et qu'ils restent inoffensifs tant qu'aucune intervention ne vient troubler le fonctionnement naturel du vagin ; la sécrétion normale de celui-ci renfermerait un bacille spécial bactéricide dont l'action, disent-ils, serait annihilée par les injections vaginales qui favoriseraient ainsi la pullulation microbienne.

Mais des travaux contradictoires ont été publiés à ce sujet, et cette constatation dans les voies génitales de la femme de germes pouvant devenir nocifs à un moment donné expliquent la nécessité de leur destruction et fournissent déjà l'indication de recourir à la désinfection par l'emploi des antiseptiques.

Si, d'autre part, nous songeons à la grande fréquence des affections gonorrhéiques chez la femme, et aux résultats magnifiques obtenus par la pratique de l'antisepsie en obstétrique, nous resterons fermement convaincus de l'importance énorme de cette antisepsie.

La désinfection doit porter sur les organes externes et internes.

C'est au niveau des organes génitaux externes surtout que la flore microbienne est nombreuse et variée ; les soins se porteront donc tout d'abord de ce côté. Tous les matins, chaque femme enceinte devra procéder à une toilette minutieuse de la région ano-vulvaire ; à cet effet elle savonnera soigneusement avec de l'eau bouillie chaude et frottera en même temps à la main ou avec un tampon d'ouate aseptique qui sera jeté immédiatement après, non seulement la vulve, mais aussi les parties avoisinantes ; puis, après avoir rincé à l'eau chaude pour enlever le savon, elle lavera ces mêmes régions avec une solution antiseptique, le biiodure à 1 p. 4000, par exemple, dont l'expérimentation *in vitro* et une longue pratique à la clinique Baudelocque ont prouvé la très grande valeur antiseptique ainsi que l'innocuité.

Voici la formule généralement employée :

Biiodure de mercure. . . . .   0 gr. 50
Iodure de potassium. . . . .   1 —
Eau . . . .   1 litre.

L'iodure est ajouté pour faciliter la dissolution du sel mercuriel, qui est très peu soluble dans l'eau ; le biiodure forme alors un iodure double de mercure et de potassium qui est stable.

Telle qu'elle est formulée, la solution est à 1 p. 2000 ; on y ajoute un litre d'eau bouillie chaude pour lui donner le titre voulu en même temps qu'une température convenable.

Cette désinfection externe faite, la femme prendra une injection vaginale. Mais instinctivement, un certain nombre de femmes enceintes redoutent les injections vaginales sous prétexte qu'elles peuvent provoquer l'accouchement. Il n'en est rien, et M. le professeur Pinard a nettement démontré l'inanité de cette opinion au cours de recherches ayant pour but d'étudier l'action de l'eau chaude sur la contractilité de l'utérus gravide (1).

Toutefois ces mesures antiseptiques ne seront utiles que si elles sont bien faites et avec toutes les précautions voulues. Il est donc nécessaire d'apprendre à la femme comment elle doit procéder. Tout d'abord on recommandera une propreté absolue de tous les objets devant servir à cet usage; à ce propos le bock bien connu de M. le professeur Pinard est certainement l'appareil le plus aisé à maintenir aseptique; la canule en verre qui

(1) Pinard. *In Médecine moderne*, décembre 1880 et janvier 1890, t. I, p. 7 et 24.

s'y adapte sera facilement entretenue dans un état d'asepsie parfaite en la laissant tremper en permanence pendant l'intervalle des injections, dans un bocal renfermant de la solution de biiodure à 1/2000°.

Pour prendre l'injection, la femme se placera dans le décubitus horizontal, le siège un peu relevé, afin que le liquide pénètre plus facilement et surtout baigne plus longuement les organes génitaux internes.

L'injection prise debout ou dans la position accroupie n'a qu'une action imparfaite. Les grandes lèvres seront écartées d'une main tandis que l'autre poussera doucement la canule en suivant la commissure postérieure. Le col ne devra jamais être atteint.

L'injection sera pratiquée lentement, afin que le liquide ne s'accumule pas en trop grande quantité dans le vagin, et ne vienne pas frapper le col utérin avec violence. On ne soulèvera donc l'appareil que juste ce qu'il faudra pour que le liquide sorte de la canule en bavant, sans projection.

Le liquide sera à une température voisine de celle du corps ; il se composera d'une solution antiseptique, la solution de biiodure par exemple, dont la formule a été donnée plus haut. On emploiera deux litres de liquide chaque fois.

Il sera bon, pendant le dernier mois de la grossesse, de faire prendre des injections bi-quotidiennes.

Des expériences ont montré à différents auteurs que les injections vaginales, même convenablement faites, n'arrivent pas à détruire complètement les microbes, mais qu'elles en diminuent considérablement le nombre ; il se pourrait même, dit Tarnier, que les germes pathogènes qui n'ont pas été tués ou entraînés au dehors aient été rendus moins nocifs.

Cette pratique offre donc de réels avantages ; si l'asepsie des voies génitales n'est pas de ce fait entièrement obtenue, du moins on s'en rapprochera.

Les injections antiseptiques du vagin sont plus particulièrement nécessaires chez les femmes atteintes de vaginite, blennorragique ou autre, car l'influence considérable que des circonstances de cette nature exercent sur le développement d'une ophtalmie est chose bien établie à l'heure actuelle.

Si ces moyens préventifs auxquels on a recours pendant la grossesse sont d'une utilité sérieuse, il n'en est pas moins vrai qu'ils acquièrent encore plus d'importance, au point de vue de la prophylaxie de l'ophtalmie, au moment de l'accouchement. Aussi devra-t-on pendant le travail mettre plus de soins encore, si possible, pour obtenir cette asepsie si recherchée des organes génitaux.

Nous allons décrire la pratique suivie à Baudelocque ; on s'efforcera de s'en rapprocher le mieux possible dans la clientèle privée.

Toute femme qui entre à la salle de travail prend, à moins de dilatation complète bien entendu, un bain aromatisé avec le mélange suivant :

Sous-carbonate de soude. . .   300 grammes
Essence de thym. . . . . . ⎱
Essence de lavande. . . . ⎰ ãã   2   —

    M. s. a.

Ce bain a pour effet de faire disparaître les souillures

qui peuvent exister sur les cuisses ou toute autre partie du corps de la femme.

On recommande à celle-ci de faire pendant ce temps une toilette vulvaire minutieuse, et une fois au lit, on lui donne une injection vaginale au biiodure, puis on recouvre immédiatement la vulve avec un tampon d'étoupe stérilisée. — Ces injections sont ensuite renouvelées toutes les deux heures ; elles sont chaque fois précédées d'une toilette vulvaire, et après chacune d'elles un nouveau tampon d'étoupe stérilisée est appliqué au-devant des organes génitaux externes.

Mais s'il est naturel de songer à désinfecter le canal vulvo-vaginal, au moment de l'accouchement, par des irrigations et par des lavages vulvaires répétés, médecins comme sages-femmes ne doivent jamais oublier qu'ils peuvent, par négligence, devenir les véhicules des germes infectieux. C'est dire qu'ils s'efforceront avant tout, par tous les moyens en leur pouvoir, d'obtenir d'eux-mêmes cette asepsie qu'ils doivent ensuite chercher à réaliser chez la parturiente. Ce côté de la question étant bien exposé dans tous les traités classiques, nous nous contenterons de donner ici le résumé des moyens indiqués :

1° Nettoyage méticuleux des ongles à sec ;

2° Savonnage et brossage à l'eau bouillie chaude des mains, particulièrement des ongles et des rainures unguéales, pendant cinq minutes environ.

3° Brossage des mêmes parties avec de l'alcool à 90° pour enlever toutes les matières grasses ;

4° Un dernier lavage des mains dans une solution de biiodure à 1 p. 2000.

On se servira ensuite pour toucher la femme d'une substance antiseptique, telle que la vaseline sublimée par exemple, mise dans un cristallisoir entièrement plongé dans une solution de biiodure.

Enfin tous objets pouvant venir en contact avec la parturiente devront avoir été soigneusement désinfectés.

On a vu, en effet, l'oubli de ces petits moyens prophylactiques suffire à laisser une ophtalmie se développer chez le nouveau-né.

II. — Prophylaxie spéciale a l'enfant.

La désinfection seule des parties génitales ne constitue pas une thérapeutique suffisante au point de vue spécial qui nous occupe, car malgré toutes les précautions prises, l'asepsie a pu rester incomplète et l'œil s'est peut-être infecté. Aussi le traitement préventif institué immédiatement après l'accouchement au niveau des yeux de l'enfant est-il aujourd'hui regardé comme absolument nécessaire par la majorité des auteurs.

A Crédé revient incontestablement le mérite d'avoir le premier érigé en méthode rationnelle ce traitement prophylactique des ophtalmies purulentes des nouveau-nés.

Sans doute, avant l'accoucheur de Leipzig des tentatives avaient été faites dans ce sens pour s'opposer à l'apparition de cette redoutable affection.

C'est ainsi que, d'après Horner (1), Bischoff (de Bâle)

(1) Horner. *In Gerhardt's handbuch der Kinderkrankh*, t. V, p. 362.

aurait, pour prévenir cette affection, pratiqué dès l'année 1875 les irrigations phéniquées régulières du vagin ainsi que les lavages des yeux des nouveau-nés avec un antiseptique, l'acide salicylique dilué. Par suite de cette pratique, les cas d'ophtalmie à la Maternité de Bâle diminuèrent de moitié (de 5,6 à 2,6 p. 100).

Schiess aussi, en 1876 (2), publia un article dans lequel il demandait qu'on obligeât les sages-femmes à pratiquer ces irrigations phéniquées du vagin avant et pendant l'accouchement, et à employer un désinfectant pour laver les yeux des enfants aussitôt après la naissance. Il préconise dans ce but des instillations d'acide phénique en solution à 1/2 p. 100 ou de thymol à 1/10° p. 100.

Pourtant, quoi qu'aient imaginé dans cette voie les précurseurs de Crédé, il n'est que trop juste de reconnaître la part prépondérante que prit cet accoucheur dans la promulgation des moyens propres à empêcher l'apparition d'une si désastreuse affection.

Les découvertes bactériologiques venaient de confirmer de la façon la plus nette les rapports étroits qui existent entre la blennorragie et l'ophtalmie purulente. Guidé par d'aussi précises constatations, et persuadé que le nouveau-né s'infecte surtout en traversant la filière maternelle, Crédé eut d'abord l'idée de désinfecter soigneusement le vagin avant et pendant l'accouchement, afin d'en chasser les microbes générateurs de l'ophtalmie : des injections avec une solution phéniquée ou salicylée à 2 p. 100 furent régulièrement faites dans son service chez toutes les parturientes atteintes de va-

(1) Schiess. *Corresp. Blatt, f. Schweitzer Aertze*, Bâle, 1876, p. 674.

ginite. Une diminution, mais une diminution restreinte
seulement, du nombre des malades fut le résultat de
cette pratique.

Devant cet insuccès relatif, tout en restant partisan
des injections vaginales dont l'utilité, dit-il, est incon-
testable, Crédé n'hésite pas à reconnaître leur insuffisance ; aussi se propose-t-il de poursuivre désormais
l'agent infectieux jusque dans l'œil du nouveau-né,
et de l'y détruire rapidement à l'aide d'un agent approprié avant qu'il n'y ait produit quelque phénomène
réactionnel. C'est alors qu'il formule les bases de cette
prophylaxie qui, selon lui, doit viser un double but ; la
désinfection des organes génitaux de la mère d'une
part et, d'autre part, la désinfection des yeux de l'enfant à la naissance (1).

Pour arriver à ce dernier résultat, il fit d'abord
instiller entre les paupières, aussitôt après la naissance,
une solution de borate de soude à 1/60e. Mais ce procédé n'ayant amené aucune amélioration appréciable, il
eut bientôt recours, pour ses instillations oculaires, à
une solution de nitrate d'argent à 1/50e.

Dès le 1er juin 1880, il institua dans son service la
méthode prophylactique suivante (2) :

Injections vaginales fréquemment répétées, avec une
solution phéniquée, chez toute femme enceinte ou en
travail ; et chez tout nouveau-né, après le premier bain
donné, instillation entre les paupières légèrement écartées d'une goutte de solution de nitrate d'argent à

(1) Crédé. *Die Verhütung der Augenentzundung der Neugeborenen.* — *In Archiv. f. Ginœk.* 1881, t. XVII, p. 50.
(2) Crédé. *Archiv. f. Gynœk*, 1883, Bd. XXI, p. 179.

1/50°. Les effets obtenus par la mise en pratique de cette méthode, systématiquement appliquée à la maternité de Leipzig, furent immédiatement des plus remarquables ; le nombre des ophtalmies, dont la moyenne variait auparavant entre 8 et 13 p. 100, descendit brusquement au chiffre de 0,50 p. 100.

Dès lors, les accoucheurs, entre les mains desquels était le traitement préventif de l'ophtalmie purulente des nouveau-nés, ne pouvaient manquer d'essayer d'une méthode dont les résultats étaient aussi merveilleux.

Et partout où on le mit en usage dans les maternités, les résultats obtenus vinrent, d'une manière éclatante, confirmer la valeur de ce nouveau procédé, les diverses statistiques publiées donnant une proportion qui n'atteint par 2 p. 100.

Cependant les observateurs s'aperçurent bientôt que la solution de nitrate d'argent n'était pas sans inconvénient : on lui reprocha d'avoir une action nocive sur la cornée, de provoquer de la douleur, de produire une cautérisation trop énergique des paupières et de déterminer ainsi une réaction inflammatoire parfois assez vive pour amener une sécrétion séro-purulente pouvant en imposer pour un début d'ophtalmie.

Ces critiques eurent pour effet la mise au jour de nouveaux procédés de traitement prophylactique.

Dès 1881, Olshausen (1) avait cru devoir modifier le traitement, et proposa d'employer une solution phéniquée à 1 p. 100 en instillations oculaires.

(1) Olshausen. *Zur Prophylaxe der conjonctival blennorrhœ Neugeborenen. In Centralblatt f. Gynœk.*, janvier 1881, n° 2, p. 33.

Le nombre des cas d'ophtalmie ne descendit qu'à 3 p. 100.

De même Haussmann (*Centralblatt für Gynœk*, n° 4, 1881), propose l'emploi d'injections vaginales avec une solution d'acide phénique à 2 p. 100, faites un peu avant l'accouchement dans tous les cas où il existait une sécrétion marquée, et ajoute qu'avant que l'enfant ouvrît les yeux, il fallait prendre soin de lui nettoyer les paupières avec un linge trempé dans cette même solution.

Haab (1) se basant sur ce que l'acide phénique ne peut être employé que lorsqu'il est d'excellente qualité, et que même alors il blesse et irrite facilement la cornée sans nécessité, préconise la résorcine, beaucoup moins irritante, et que l'on peut employer sans danger à 5 p. 100; mais il ne fait pas mention des résultats précis qu'elle a donnés.

En 1882, de Wecker (1), pensant que les instillations de nitrate d'argent sont plutôt aptes à provoquer qu'à empêcher l'éclosion de l'ophtalmie, recommande de procéder avant ou après le bain au lavage des yeux du nouveau-né avec une solution d'acide borique à 4 p. 100 ou d'acide phénique à 2 p. 100. C'est encore l'acide borique, en solution à 3 p. 100, que Connen (2) préconise sous forme de lotions faites deux fois par jour; employé chez 132 enfants, ce procédé donne une proportion d'ophtalmies de 4,54 p. 100.

De son côté, Schrœder emploie une solution de sublimé corrosif : du 1ᵉʳ octobre 1883 au 15 octobre 1884,

----

(1) Haab. *Der micrococcus der blennorrhœ Neonatorum*, 1881.
(2) De Wecker, *Gazette des Hôpitaux*. 15 Auril 1882.
(3) Connen. *Thèse de Paris*, 1884.

sur 1.015 nouveau-nés dans les yeux desquels on avait instillé une solu'ion de sublimé à 1 p. 10.000, on constata 7 ophtalmies purulentes soit une proportion de 0,68 p. 100. Du 15 octobre 1884 au 1er avril 1885, il fait faire les instillations oculaires avec une solution de sublimé deux fois plus forte, à 1 p. 5.000, et il ne se produit que deux cas d'ophtalmie sur 460 enfants, soit 0,436 p. 100 (1).

D'autres auteurs, trouvant superflue ou même dangereuse, l'instillation de solutions antiseptiques dans les yeux de l'enfant, se contentent de recommander comme moyen prophylactique l'emploi de simples mesures d'hygiène et de propreté.

C'est ainsi que nous voyons Abegg (2) laver les yeux avec de l'eau pure, immédiatement après la naissance de l'enfant; cet auteur a réduit par ce procédé le nombre des blennorrhées à 3 p. 100 environ.

En 1886, au congrès des médecins allemands tenu à Munich, Kaltenbach vient recommander, avec les injections vaginales au sublimé, les simples lavages des yeux avec de l'eau distillée, procédé grâce auquel il aurait pu faire 200 accouchements sans un seul cas d'ophtalmie (d'après Nebel, *in Zeitsch. f. Geburtsh und Ggnœk.* 1888, t. XIV, p. 185).

Ahlfeld (3), après avoir employé successivement la

(1) Stratz. Sublimat ats prophylacticum bei blennorrhœ neonatorum. *Centralblatt f. Gynœk.* 1885, p. 57.

(2) Abegg. Zur Verhutung der Augenentzundung Neugeborenen *Archiv. fur Gynœk.* 1881, XVII, p. 502.

(3) Ahlfeld. Die Vertung der infectiosen Augenerkrankungen in der ersten Lebenswoche. *Zeitsch fur Geburtsh und Gynœk.* 1888, t. XIV p. 436.

méthode de Crédé puis une solution de sublimé à 1 p. 5000, et après en avoir constaté les inconvénients, essaie à son tour le procédé de Kaltenbach dont il obtient d'excellents résultats.

« Depuis plus d'un an, dit-il, nous ne faisons plus d'instillations antiseptiques dans les yeux des enfants ; un simple lavage avec de l'eau pure suffit, mais pendant la grossesse et l'accouchement les femmes doivent être soumises à des injections vaginales soigneusement faites et fréquemment renouvelées. »

Ludwig Kohrn, à l'exemple de Cohn et Hégar, fait d'abord essuyer les paupières encore closes de l'enfant, dès que la tête est en dehors de la vulve, avec deux ou trois tampons d'ouate hydrophile humectés par la liqueur de Wan Swieten ; puis quand le fœtus est tout entier expulsé, il procède à nouveau avec d'autres tampons imbibés de la même solution à un nettoyage soigneux des paupières et de tout le pourtour de l'œil : toute la surface des paupières, les angles de l'œil, la racine du nez, les régions sourcilières, sont ainsi minutieusement lavés jusqu'à ce que ces diverses parties soient absolument propres. Sur 1,000 enfants qui furent ainsi soignés à la Maternité de Dresde, l'auteur n'a observé que 7 cas d'ophtalmie purulente et 15 de conjonctivite légère, soit au total 2, 20 p. 100.

Cette méthode est employée concurremment avec la méthode de Crédé à la Maternité de Montpellier par Puech (1) qui, d'après les résultats obtenus, donne la préférence à la méthode d'Hégar-Kohrn, « car, dit-il,

(1) Puech, *Gazette Médicale de Montpellier*. 1889, n° 34.

si à la suite de son application nous n'avons rien observé
de particulier, il n'en a pas toujours été de même avec
la méthode de Crédé qui chez plusieurs enfants a provo-
qué une réaction inflammatoire assez vive pour produire
une sécrétion purulente. »

Valenta, professeur à Laybach (1890) (1), à qui le nitrate d'argent paraît dangereux, emploie une solution
de permanganate de potasse avec laquelle il lave à plusieurs reprises les culs-de-sac conjonctivaux, immédiatement après la naissance. Cette pratique a réduit la
proportion des enfants malades entre 0,6 et 2 p. 100.

Valude formule plusieurs griefs contre l'emploi du
nitrate d'argent, et propose de lui substituer la poudre
d'iodoforme très finement porphyrisée, en insufflations
dans les culs-de-sac conjonctivaux dès la naissance,
avant la ligature du cordon, après avoir débarrassé les
cils et les bords palpébraux de leur matière grasse avec
un tampon d'ouate hydrophile imprégné ou non d'une
solution antiseptique. Ce moyen a été expérimenté en
1892 dans le service de Tarnier qui s'est trouvé satisfait
des résultats obtenus. La proportion des ophtalmies
avec l'insufflation de poudre d'iodoforme, prise en com-
paraison avec ce que donnait la méthode de Crédé, s'est
montrée notablement moindre, presque de moitié moins
forte, sur un chiffre de plusieurs centaines d'enfants (2).

Seguin (3) nous rapporte en effet que du 1ᵉʳ avril

(1) Valenta. Prophylaxie de l'ophtalmie des nouveau-nés. *In Semaine
médicale*. 1890, p. 344.

(2) Prophylaxie de l'Ophtalmie des nouveau-nés par l'insufflation
de poudre d'iodoforme. *Annales d'Oculistiques*. Août 1891.

(3) Seguin. Thèse Paris, 1892.

1891 au 15 mai 1892, il a relevé 42 cas d'ophtalmies
sur 1.382 enfants nés à la clinique et auxquels on avait
insufflé de la poudre d'iodoforme dès leur naissance ;
ceci nous donne une moyenne de 3, 32 0/0 (la méthode
Crédé employée avant donnait 5, 9 0/0).

MM. Van den Bergh (de Bruxelles) (1), et Romiée (2)
se déclarent adversaires des caustiques comme moyen
prophylactique de l'affection qui nous occupe. — Ils
citent plusieurs cas dans lesquels ils observèrent une
conjonctivite fibrineuse d'origine chimique et des opa-
cités cornéennes longtemps persistantes à la suite de
l'installation soit d'une solution de nitrate d'argent suivant la méthode de Crédé, soit d'une solution de sublimé à 1/2 p. 1000. — Pour ces auteurs, toutes les
méthodes prophylactiques susceptibles d'occasionner
de l'irritation de la muqueuse ne sont pas sans danger,
et doivent être évitées.

De même Abadie (3) trouve qu'il faut apporter dans
le traitement prophylactique des ophtalmies purulentes
plus de discernement et de réserve : il critique fortement l'emploi systématique de la méthode de Crédé ou
des lavages par des solutions plus ou moins concentrées
de sublimé, ces moyens pouvant avoir sur les yeux des
enfants les pires effets.

Pour lui, « la véritable prophylaxie, la plus sûre,
consiste à éviter autant que possible la contamination

---

(1) Van der Bergh. *Presse Médicale Belge* du 13 octobre, 1893.
p. 325.
(2) Romiée. *Le Scalpel*. 2 février 1896, p. 202.
(3) Abadie. *Revue des maladies de l'enfance*. Juillet 1896, p. 324.

de la surface conjonctivale de l'enfant par des matières virulentes.

Donc toute femme devra être soigneusement désinfectée ; les yeux de l'enfant, aussitôt après la naissance, la peau du voisinage, doivent être nettoyés soigneusement avec une solution aseptique quelconque mais inoffensive, eau boriquée ou bouillie, de façon à enlever toute matière septique qui pourrait pénétrer dans le cul-de-sac conjonctival. »

Cependant d'autres auteurs ne veulent pas abandonner le nitrate d'argent, mais ils l'emploient à une dose plus faible que Crédé pour en atténuer la causticité. — Ainsi Lagrange (1) conseille de se servir d'une solution à 1 pour 150 ou à 2 p. 200 dont on instillera plusieurs gouttes.

Budin (2), à la Maternité, fait instiller dans les yeux de chaque enfant, aussitôt après la naissance, 2 gouttes d'une solution de nitrate d'argent à 1 p. 150.

Le Dr Champetier de Ribes, dans son service, emploie une solution de nitrate d'argent tantôt à 1 p. 50, tantôt à 1 p. 100, suivie ou non de lavage au permanganate de potasse. — Grâce à cette méthode il n'a observé que 34 ophtalmies sur un ensemble de 3.021 accouchements soit 1,13 p. 100 environ.

Enfin l'emploi d'une solution de nitrate d'argent à 1 p. 150, aussitôt après la naissance, et après lavage des yeux de l'enfant avec de l'eau bouillie tiède, a permis au Dr Lepage, dans son service de la Pitié, de n'observer

(1) Lagrange. *Précis d'Ophtalmologie*. *Collection Testut*. Paris 1897.
(2) Budin. *Progrès Médical*, 1895.

que 10 cas d'ophtalmie sur 1.331 accouchements, soit
0, 75 p. 100.

Nous ne citerons que pour mémoire les essais entrepris avec une solution de protargol à 10 p. 100, les
résultats obtenus n'ayant pas réalisé les espérances
qu'en avaient conçues certains auteurs.

Cet historique rapide nous montre la préoccupation
constante des accoucheurs à empêcher l'éclosion des
ophtalmies purulentes chez les nouveau-nés, ainsi que
la multiplicité des méthodes proposées. — Certes la
plupart de ces moyens sont très énergiques et ont
donné entre les mains des différents auteurs qui les
ont employés les résultats des plus satisfaisants puisque,
grâce à eux, le nombre des malades a été r. uit, dans
les maternités, à une minime proportion. — Mais nous
avons vu qu'ils n'étaient pas exempts de tout reproche
puisque, même à l'hôpital, c'est-à-dire maniés par des
mains expérimentées et avec toutes les précautions
voulues, ils entraînent parfois certains inconvénients
dont les suites peuvent n'être pas négligeables.

Or, il faut bien avoir présent à l'esprit que le but
principal, alors qu'il s'agit de la prophylaxie d'une
maladie, est d'établir une méthode qui puisse donner
la plus grande somme possible de résultats heureux,
même entre des mains inhabiles ou peu soigneuses,
tout en étant le plus possible à l'abri de tout danger.
Ceci est surtout vrai dans le cas qui nous occupe. Il ne
faut pas oublier, en effet, que l'ophtalmie s'observe surtout dans la clientèle privée, chez les enfants, les plus
nombreux d'ailleurs, qui sont soumis uniquement aux
soins des sages-femmes ou même de simples matrones.

Aussi doit-on s'efforcer de trouver un moyen aussi simple que pratique, une précaution prophylactique à la portée de tous et qui soit suffisante dans la majorité des cas pour empêcher l'éclosion de cette grave maladie des premiers jours de l'enfance, et par suite la cécité qui n'en est que trop souvent la conséquence.

Pénétré de cette idée, M. le Prof. Pinard, après avoir employé, dès l'année 1882, l'instillation au nitrate d'argent et après en avoir constaté aussi les inconvénients, essaya successivement à la Clinique Baudelocque le jus de citron, la solution d'acide citrique à 5 p. 100, la solution de permanganate de potasse et tout récemment enfin une solution d'aniodol.

Le jus de citron, employé pendant les années 1890, 1891 et 1892, donna des résultats satisfaisants puisque sur 4.458 enfants vivants on n'observa que 61 cas d'ophtalmies purulentes soit 1,40 p. 100 environ.

Avec l'acide citrique à 5. 100 le pourcentage fut encore plus faible : de 1893 à 1900, sur un total de 15.000 enfants vivants, il y en eut 166 qui furent atteints de cette affection, ce qui donne approximativement 1,10 p. 100.

La solution de permanganate de potasse à 1 p. 1000, dont les succès ne se compte plus dans le traitement curatif des ophtalmies purulentes, suivant la technique indiquée par le D' Kalt, ne s'est pas montré supérieur aux autres agents médicamenteux, comme traitement prophylactique.

Sur 1316 enfants, 23 cas d'ophtalmies se déclarèrent soit 1,40 p. 100.

Depuis le 25 juin 1901, c'est à l'aniodol que l'on a recours, à la clinique Baudelocque, pour le traitement préventif direct des ophtalmies chez les nouveau-nés.

L'Aniodol (α, privatif ; ιωδης, virulent) est un nouvel antiseptique présenté depuis peu par M. le D Sedan. D'après l'auteur, ce produit est essentiellement composé d'une solution de trimethanal (rendu soluble par un procédé spécial) additionnée d'un dérivé de la série allylique et de glycérine spécialement distillée à cet effet.

En solution à 1 p. 100 (forme sous laquelle il est livré au commerce), l'Aniodol est un liquide incolore, limpide, ayant une très légère odeur alliacée qui disparaît complètement, lorsque la solution est diluée. Sa densité est de 1.003 à 15°. Il est soluble en toutes proportions dans l'eau et dans l'alcool.

Des expériences déjà nombreuses ont démontré la valeur antiseptique et l'action bactéricide de ce nouveau produit. C'est ainsi que, d'après M. Mérieux, chef du laboratoire bactériologique de Lyon, le pouvoir bactéricide de l'Aniodol serait en moyenne de 1/5600e pour les bacilles du charbon, de la fièvre typhoïde et de la diphtérie.

D'après d'autres expérimentateurs, sa limite bactéricide serait de 1 p. 4.000 pour le Bacterium coli, de 1 p. 5.000, pour le staphylococcus albus, de 1 p. 6000, pour le staphylococcus aureus. Une dose de $\dfrac{1}{10.000}$ retarde notablement le développement de ces germes.

La virulence du Bacillus subtilis, microbe très résistant, puisqu'une température de 100° n'est pas suffisante pour le tuer, est complètement annihilée par le contact d'une solution d'Aniodol variant entre le 1 p. 1.000 et le 1 p. 2.000.

Enfin, d'après M. Sedan, une dose de 1 p. 5.000 empêche la reproduction du gonocoque de Neisser.

Outre cette propriété bactéricide, supérieure à celle de beaucoup d'autres antiseptiques connus, l'Aniodol présenterait l'important avantage de jouir d'une très grande fixité, soit comme durée, soit comme énergie. A ce point de vue spécial, M. le professeur Nepveu de Marseille a constaté que des paquets de pansement composé avec l'Aniodol à 2 p. 1.000 ont pu être soumis pendant trois mois les uns à toutes les intempéries de l'atmosphère, les autres à la température très élevée d'une chaufferie de navire, d'autres enfin à l'humidité extrême d'une cale sans qu'il en soit résulté pour l'antiseptique la moindre altération, soit en quantité, soit en qualité.

Un autre point particulier qui offre, croyons-nous, un réel intérêt, c'est que l'Aniodol n'est ni toxique ni irritant, même lorsqu'il est employé en solutions concentrées.

M. Berlioz conclut, de trois expériences qu'il fit, qu'une dose de 15 gr. 60 (soit plus de 300 cm³ de solution à 1/20°) injectée sous la peau serait nécessaire pour tuer un homme de 60 kilogrammes.

L'équivalent toxique est d'environ 0 gr. 26.

L'Aniodol est sans action sur la peau; on peut le mettre en contact avec elle, même à 1 p. 100, sans constater la moindre exfoliation de l'épiderme.

Les muqueuses ne sont nullement modifiées par la solution à 1 p. 2.000, mais si on les met en contact avec une solution plus forte, elles changent d'aspect : elles blanchissent légèrement et se sèchent un peu avec une solution à 1 p. 1.000, tandis que la solution-mère à 1 p. 100, leur fait prendre une consistance qui rappelle celle du cuir. La posologie est donc des plus importantes à observer si l'on veut obtenir de bons effets de cet antiseptique.

Ceci est encore plus remarquable lorsqu'il s'agit d'une plaie. L'Aniodol, en effet, qui détruit si victorieusement les éléments organisés pathogènes ou septiques, a la même action sur les organismes de reconstitution qui sont la base de la réparation des plaies. Si on exagère la dose, la plaie se dessèche, devient grisâtre, les bourgeons charnus s'affaissent ; le travail de réparation s'arrête sans qu'il y ait toutefois de l'inflammation. — Rien de tout cela ne s'observe avec une solution assez étendue, la solution à 1 p. 2.000 par exemple.

Disons encore que l'aniodol n'a pas d'odeur ; bien au contraire, il désodorise énergiquement et d'une façon durable. Le professeur Pinard a eu recours à la solution d'aniodol dans le cas de putréfaction fœtale ou placentaire. « En pareilles circonstances, dit-il, les mains de l'accoucheur conservent, malgré les lavages répétés avec tous les antiseptiques connus, une odeur telle qu'il devient un objet de dégoût et de répulsion pour son entourage. — Eh bien, il suffit de se laver avec la solution d'aniodol pour que cette odeur disparaisse non pas pour un moment, mais complètement. Je ne connais pas un désodorisant qui agisse aussi instantanément, aussi complètement. »

Enfin cet antiseptique ne tache pas, n'est ni explosible, ni inflammable; il est dosable avec une grande facilité et peut se transporter sous un très petit volume.

Toutes ces propriétés, que nous venons d'énumérer d'une façon aussi brève que possible, offrent déjà certains avantages permettant de recommander l'emploi de l'aniodol dans le traitement prophylactique des ophtalmies purulentes chez les nouveau-nés : il est certain que l'absence de toxicité et de causticité, jointe à une puissance antiseptique réellement forte, est ici très appréciable.

Mais il y a plus. Des observations cliniques rigoureusement suivies montrent que l'aniodol possède une efficacité particulière pour combattre la septicémie puerpérale et la vaginite blennorragique de la femme.

Ainsi dans sa thèse inaugurale, le Dr Almès (1) a recueilli un certain nombre de cas dans lesquels l'aniodol a agi d'une façon remarquablement favorable chaque fois que les accouchées ont eu de la température. « Ses effets sont constants, dit-il; la défervescence complète s'est produite toujours très rapidement, le plus souvent avant le cinquième jour... Il faut observer de plus que, dans plusieurs cas, le sublimé et les autres antiseptiques n'avaient donné aucun résultat, lorsqu'on a eu recours à l'aniodol. »

Le titre des solutions employées dans ces cas variait de 1 p. 2.000 à 1 p. 4.000.

(1) Dr Almès, Thèse de Lyon, 1901.

D'un autre côté, l'aniodol employé dans le service du D' Michel contre les affections blennorragiques des femmes a donné des résultats vraiment très satisfaisants publiés par Hawthorn, interne des hôpitaux de Marseille. — Sur 40 observations qu'il a réunies, cet auteur enregistre 40 succès, et cela dans un laps de temps relativement très court, puisque dans plus de la moitié des cas il a fallu moins de dix jours pour guérir des vaginites intenses même compliquées de métrite et de cystite.

Cet auteur fait en outre remarquer que de faibles doses d'aniodol suffisent pour obtenir ces très bons résultats. S'étant servi de solutions à des degrés divers, variant du 1 p. 4.000 au 1 p. 1.800, il conclut qu'il n'y a aucun avantage à employer cette dernière dose.

Ainsi donc nous voyons l'aniodol agir en bon antiseptique, rapidement et à faible dose, et sans aucun inconvénient dans son emploi, dans deux maladies dont les relations avec les ophtalmies des nouveau nés ne sont plus contestées à l'heure actuelle. Rien d'étonnant alors que l'on ait cherché à prévenir cette dernière affection en se servant de cet antiseptique.

Mais ici encore, point n'est besoin d'en exagérer les doser pour obtenir de bons résultats.

Nous basant sur ces données chimiques et bactériologiques précédemment énoncées, c'est en solution à 1 p. 4.000 que nous employons l'aniodol dans la prévention des ophtalmies chez les nouveau-nés.

Nous avons expérimenté l'action antiseptique de cette solution sur les trois germes infectieux que l'on rencontre le plus fréquemment dans le pus conjonctival, à savoir : gonocoques, streptocoques et staphylocoques, et nous avons constaté que la virulence de ces microbes était détruit après un contact avec l'antiseptique de : 8 minutes pour le staphylocoque ; 12 minutes pour le streptocoque ; 20 minutes pour le gonocoque.

Comparativement, nous avons fait les mêmes expériences avec une solution de sublimé à 1 p. 5.000 et le permanganate de potasse à 1. p. 1.000. Or, tandis que l'action du sublimé est sensiblement la même pour le staphylocoque et le streptocoque, elle est moins rapide pour le gonocoque.

Quant au permanganate, son action se montre notablement moindre pour les trois germes ci-dessus désignés.

Voici d'ailleurs le résumé de nos recherches, entreprises sous la bienveillante direction de M. le Dr Marmorek à l'Institut Pasteur et de M. le Dr Griffon à la Faculté de Médecine.

La méthode suivie dans nos essais a été la suivante, lorsque nous agissions sur le streptocoque ou sur le staphylocoque, mais elle a différé quelque peu pour le gonocoque, en raison des difficultés plus grandes que l'on éprouve pour conserver la virulence de ce microbe.

Après avoir ensemencé, en prenant toutes les précautions antiseptiques voulues, un certain nombre de tubes de gélose ordinaire avec une culture pure de streptocoques ou de staphylocoques très virulents, nous portions ces tubes soigneusement encapuchonnés dans l'étuve à 37°. Nous les y laissions quarante-huit heures, puis nous prenions ceux de ces tubes à la surface desquels les colonies microbiennes étaient suffisamment abondantes, et nous nous assurions au microscope de la nature de ces colonies. Nous enlevions alors le liquide de condensation à l'aide d'une pipette stérilisée, puis nous remplissions chaque tube avec le liquide antiseptique que nous laissions en contact avec les germes pathogènes pendant un nombre déterminé de minutes. Le temps écoulé, nous retirions notre liquide et, après avoir rincé le tube avec de l'eau stérile, nous le remplacions par du bouillon-ascite, milieu de culture très favorable pour le développement des streptocoques et des staphylocoques. Ceci fait nous reportions nos tubes, hermétiquement clos, dans l'étuve à 37º.

Par ce procédé, tant que la virulence de nos deux microbes n'était pas détruite, le bouillon-ascite devenait trouble en moins de trois jours, tandis qu'il restait limpide lorsque l'antiseptique avait agi d'une façon efficace.

Nous donnerons plus loin le résumé des résultats obtenus, après avoir expliqué comment ont été faites nos expériences pour le gonocoque.

D'abord ce n'est plus sur gélose simple, mais sur sang gélosé que nous avons fait pousser ce microbe; les recherches de MM. Besançon et Griffon ont, en effet, démontré que ses cultures restent plus vivantes sur ce milieu qui, de plus, offre l'avantage de permettre l'isolement des germes à l'état de pureté (1).

Après avoir obtenu des cultures pures de gonocoques, nous en ensemencions des tubes de sang gélosé fraîchement préparés que nous portions à l'étuve à 37º. Vingt-quatre ou quarante-huit heures après, les colonies

(1) Il nous semble intéressant de donner sur ce milieu de culture quelques détails que nous empruntons à MM. Besançon et Griffon.

Le sang gélosé est un milieu solide à la surface duquel on peut

étaient nettement développées. — Alors; après avoir
prélevé une parcelle de ces colonies pour en ensemencer
un tube destiné à nous rendre compte de leur virulence, nous faisions agir l'antiseptique pendant un
temps déterminé. — Ce temps écoulé, le liquide antiseptique était enlevé, puis à l'aide d'un fil de platine
préalablement flambé nous repiquions les colonies sur
des tubes de sang gélosé. Nous mettions immédiatement ces tubes, aseptiquement bouchés, dans l'étuve
à 37°, et quarante-huit heures plus tard nous regardions
si des colonies étaient apparues à la surface. Si oui,
nous les examinions au microscope pour en bien déterminer la nature.

Le tableau suivant montre les résultats obtenus pour
prélever séparément des colonies développées; Le sang est mélangé à
la gélose dans la proportion d'un tiers pour deux tiers de gélose. Le
mélange est fait lorsque la gélose, préalablement fondue à l'auto-
clave, est encore liquide ; mêlée intimement au sang, elle l'empri-
sonne dans sa masse en se refroidissant sans lui faire subir de
modification appréciable. Le sang est généralement puisé dans la
carotide du lapin (c'est le milieu le plus pratique et c'est celui dont
nous nous sommes servi pour nos cultures de gonocoques). La
préparation des tubes de sang gélosé se fait de la façon suivante :
après avoir dénudé la carotide on pose une ligature définitive sur le
bout périphérique du vaisseau et une pince temporaire à mors plats
sur le bout central ; on incise latéralement en biseau un point de la
paroi du segment artériel circonscrit entre les deux points compri-
més, puis on introduit un petit trocart à extrémité mousse qu'une
ligature maintient fixe dans la lumière du vaisseau. Au pavillon du
trocart est adapté un tube de caoutchouc qui permet de régler la
direction du jet de sang et d'interrompre à volonté l'arrivée du sang
dans les récipients. Il ne reste plus alors qu'à enlever la pince temporaire, à recueillir le sang dans des tubes de gélose maintenue
liquide à 50° (bain-marie ou étuve), à faire le mélange immédiat du
sang et de la gélose en inclinant et redressant alternativement les
tubes, et enfin à donner à ces tubes l'inclinaison habituelle avant de
les abandonner à la solidification par refroidissement.

les trois germes infectieux sur lesquels ont porté nos recherches :

Antiseptiques	Germes pathogènes	TEMPS PENDANT LEQUEL LE CONTACT A EU LIEU									
		1'	2'	3'	5'	8'	10'	12'	15'	20'	30'
Aniodol à 1 p. 4000	Staphylocoque	pousse	pousse	pousse	pousse	o	o	o	o	—	—
	Streptocoque	pousse	pousse	pousse	pousse	pousse	léger trouble	o	o	—	—
	Gonocoque	pousse	pousse	pousse	pousse	pousse	pousse	pousse	pousse	o	o
Sublimé à 1 p. 5000	Staphylocoque	pousse	pousse	pousse	o	o	o	o	o	—	—
	Streptocoque	pousse	pousse	pousse	pousse	pousse	o	o	o	—	—
	Gonocoque	pousse	pousse	pousse	pousse	pousse	pousse	pousse	pousse	pousse	colonies plus rares
Permanganate de potasse à 1 p. 1000	Staphylocoque	pousse	pousse	pousse	pousse	pousse	pousse	pousse	léger trouble	o	o
	Streptocoque	pousse	pousse	pousse	pousse	pousse	pousse	pousse	pousse	o	o
	Gonocoque	pousse	pousse	pousse	pousse	pousse	pousse	pousse	pousse	pousse	pousse

Voyons maintenant les résultats cliniques obtenus depuis l'emploi de la solution d'aniodol à 1 p. 4,000 comme traitement prophylactique des ophtalmies purulentes des nouveau-nés.

Mais tout d'abord il nous faut décrire la façon suivant laquelle on doit procéder.

Aussitôt que l'enfant est expulsé des voies génitales, il est placé sur le dos entre les jambes de sa mère, aussi éloigné de cette dernière que le permet la longueur du cordon lequel ne doit être ni comprimé ni tiraillé. Dès lors, à moins d'une contre-indication pressante, et suivant en cela les conseils d'Olshausen (1) et de Fürst (2) dont les statistiques démontrent qu'il se produit deux fois moins d'ophtalmies lorsque l'antisepsie oculaire est faite immédiatement après la naissance, nous procédons avant la ligature du cordon au nettoyage des yeux de l'enfant.

Tout d'abord nous procédons à un savonnage rapide quoique minutieux des deux régions oculaires et de leurs parties avoisinantes ; pour cela nous nous servons d'un peu d'étoupe trempée dans de l'eau distillée et d'un savon à l'aniodol spécialement destiné à cet usage. Puis, afin d'enlever l'excès de savon, nous faisons un lavage de ces mêmes parties avec de l'eau distillée. Les cils et les bords palpébraux étant ainsi débarrassés des matières grasses et des mucosités qui pouvaient s'y

(1) Olshausen. *In Centralblatt f. Gynœk.* Janvier 1881, n° 2, p. 33.
(2) Fürst. Wann soll die Procedur zur Verhulung der Augenentzündung bei Neugeborenen stattfinden ? *Centralblatt f. Gynœk.* Août 1883, n° 31, p. 537.

trouver, nous écartons les paupières avec deux doigts de la main gauche, puis tenant de la main droite un tampon d'ouate hydrophile bien aseptique imbibé de la solution d'aniodol à 1 p. 4000, nous en exprimons quelques gouttes sur la cornée. Nous abandonnons alors les paupières dont les mouvements vont maintenant étaler le liquide sur toute la surface conjonctivale. — Mêmes manœuvres sont pratiquées sur l'autre œil.

Il est inutile de renouveller cette instillation dans les jours qui suivent la naissance.

Toute cette petite manœuvre peut être lestement faite; elle est toujours terminée bien avant que soit venu le temps de procéder à la ligature du cordon que nous faisons tardivement, afin de permettre à l'enfant de récupérer le sang placentaire.

De plus, en aucun cas, elle n'a présenté le moindre inconvénient pour l'enfant.

En effet, à plusieurs reprises, nous avons examiné l'état des yeux des nouveau-nés non seulement immédiatement après l'instillation de la solution d'aniodol, mais aussi plusieurs heures après et même les jours suivants. Jamais nous n'avons remarqué la moindre irritation. L'œil reste absolument normal et conserve toute sa limpidité. — La conjonctive palpébrale est bien le siège d'une hyperhémie très légère, mais cette rougeur inappréciable, pour ainsi dire, s'observe normalement chez tous les nouveau-nés et semble due aux conditions nouvelles du milieu dans lequel ils se trouvent brusquement amenés.

Du côté de la conjonctive bulbaire et de la sécrétion lacrymale, nous n'avons observé aucun changement appréciable. — Enfin sur leur surface extérieure, les paupières n'ont éprouvé aucune modification.

Comme on le voit, ce moyen prophylactique est d'une exécution facile ; il peut être appliqué par tous : médecins, sages-femmes, voire même une garde intelligente, sans qu'on ait à craindre, de son fait, le moindre accident d'irritation du côté des yeux.

Un dernier point reste à signaler, c'est de ne pas perdre le bénéfice obtenu en salissant les yeux que l'on vient de nettoyer, et dans ce but il est absolument important de ne pas laver la tête de l'enfant avec l'eau du bain dans lequel on le plonge après sa naissance.

En outre, pour éviter l'ophtalmie secondaire, on recommandera partout une scrupuleuse propreté. — Toutes les personnes appelées à donner leurs soins aux nouveau-nés devront se laver les mains au savon, puis les tremper dans une solution antiseptique et les essuyer avec un linge bien propre avant et après la toilette de chaque enfant. A chaque toilette on commencera par nettoyer minutieusement les yeux avec un tampon de coton hydrophile septique imbibé d'une solution d'eau boriquée par exemple. Chaque tampon ne servira qu'une fois et sera brûlé ensuite. — De même des mesures rigoureuses seront prises vis-à-vis de tout ce qui est susceptible d'approcher les yeux de l'enfant : linges, objets de toilette ou de literie, etc., doivent être désinfectés avec le plus grand soin.

En un mot une antisepsie méthodique, méticuleuse, sera constamment observée. Enfin on prendra toutes les précautions nécessaires pour éviter la contamination d'un enfant par un autre déjà atteint d'ophtalmie.

Voyons quels sont les résultats obtenus depuis que cette solution d'Aniodol à 1 p. 4.000 est mise en pratique comme moyen prophylactique des ophtalmies purulentes chez les nouveau-nés.

Depuis l'introduction de cette méthode, 962 enfants sont nés vivants; sur ce nombre 22 sont morts dans les premières heures ou les premiers jours qui ont suivi leur naissance.

Restent donc 940 enfants ayant pu être observés par nous un temps suffisamment long pour figurer dans notre statistique.

Sur ces 940 enfants, 7 ont présenté de l'ophtalmie soit unilatérale soit bilatérale. Sur ces 7 cas, 5 se sont déclarés dans les cinq premiers jours de la naissance, et 2 après le cinquième jour. Ces chiffres nous donnent donc une proportion de 0,74 p. 100.

En somme, ces résultats nous semblent assez encourageants; et si nous les comparons à ceux obtenus par l'emploi des autres antiseptiques tour à tour proposés à titre préventif lors de la naissance de l'enfant, nous voyons qu'ils sont parmi les meilleurs. D'autant plus que nous n'avons pas observé avec l'aniodol ces conjonctivites catarrhales médicamenteuses apparaissant souvent quelques heures après la naissance et dues au processus irritatif de la conjonctive qui survient sous l'influence de certains autres traitements prophylactiques, principalement chez les enfants débiles. — En outre nous devons faire remarquer que les ophtalmies survenues malgré la prophylaxie ci-dessus décrite ont été bénignes et n'ont donné lieu à aucune complication du côté du globe oculaire : cinq d'entre elles ont rapidement cédé à de fréquents lavages faits toutes les deux heures avec cette même solution d'aniodol dont nous nous servons au moment de la naissance ; les deux autres, que l'on avait cru bon d'adresser à M. le Dr Kalt, à cause de l'abondance du pus, ont également guéri sans laisser trace de leur passage.

Irons-nous en conclure que l'aniodol est vraiment l'antiseptique de choix contre l'affection qui nous occupe ? Il ne nous appartient pas encore de le faire. Une expérimentation plus étendue est nécessaire si nous ne voulons pas nous voir reprocher de porter des conclusions trop hâtives à propos d'une série peut-être heureuse. — Néanmoins nous pensons qu'il n'est pas à dédaigner d'avoir à sa disposition un antiseptique réunissant d'aussi sérieuses qualités, dont l'emploi est aussi simple et présente aussi peu de danger.

Mieux qu'une énumération monotone, le tableau suivant fera connaître le résumé de nos observations cliniques :

Numéros	Parité	Age de la grossesse	Présentation et position	Durée du travail	Durée de l'expulsion	Rupture des membranes	Liquide amniotique	Date de la naissance	Poids de l'enfant	Début de l'ophtalmie	Uni- ou Bilatérale	Etat de l'enfant à la sortie	OBSERVATIONS
1140	II	A terme	O.I.G.A,	7 h.	15'	Prématurée	?	5 juillet.	3.200	5e jour	G.	Envoyé chez le Dr Kalt.	Revu et guéri complètement.
1199	I	A terme	O.I.D.P.	18 h. 50'	10 h.	Prématurée	?	13 juillet	3.400	2e jour	Bilat.	Bon.	La mère de cet enfant s'était refusée à toute injection pendant la plus grande partie du travail. — Dès que l'ophtalmie apparut, on fit des lavages fréquents à l'Aniodol : guérison complète en 5 jours.
1346	II	A terme	O.I.G.A.	9 h. 15'	1 h. 55'	Artificielle à la dilatation complète	Opalescent	6 août	3.320	5e jour	G.	Bon.	Guérison en 3 jours par lavages à l'Aniodol.
1504	II	8e mois	O.I.G.A.	21 h.	20'	Précoce	Normal	29 août	2.800	6e jour	Bilat.	Bon.	Guérison en 5 jours par lavages à l'Aniodol.
1640	I	8e mois	O.I.G.A.	11 h. 35'	35'	Prématurée	?	19 septembre	2.600	7e jour	Bilat.	Envoyé chez le Dr Kalt	Revu et guéri sans complication.
1795	IV	A terme	O.I.D.P.	8 h.	10'	Prématurée	?	10 octobre	3.200	3e jour	G.	Bon.	Le 3e jour de sa naissance l'enfant a l'œil gauche rouge, légèrement gonflé. Pas de pus, mais simplement un liquide clair, citrin, qui disparaît dès le lendemain. — Les lavages à l'Aniodol n'ont été faits qu'un jour.
1846	I	A terme	O.I.G.A.	?	55'	Précoce	Opalescent	15 octobre	3.450	3e jour	G.	Bon.	Guérison le 4e jour.

CONCLUSIONS

De ce qui précède, nous croyons légitime de tirer les conclusions suivantes :

1º L'ophtalmie des nouveau-nés est une affection de la plus haute gravité, puisque près du tiers des aveugles doivent leur infirmité à cette cause;

2º Elle est due, le plus souvent, à un germe spécifique se rencontrant dans les sécrétions vaginales d'un grand nombre de femmes enceintes. Ce germe qui se retrouve à la fois dans le vagin de la mère et dans l'œil du nouveau-né, atteint d'ophtalmie, est généralement le gonocoque de Neisser;

3º Les symptômes caractéristiques sont la rougeur et le gonflement rapide, énorme, des paupières que distend un écoulement purulent très abondant;

4º Cette affection peut être évitée dans une large mesure par un traitement prophylactique convenablement institué;

5º Théoriquement, le traitement prophylactique idéal consisterait à placer les yeux de l'enfant à l'abri de tout agent infectieux, et cela depuis le moment où l'œuf humain est ouvert jusqu'après le vingtième jour au moins à partir de la naissance;

6º Pratiquement, l'emploi des différentes méthodes

antiseptiques, visant à obtenir l'asepsie de l'appareil génital maternel avant l'accouchement, et de l'appareil oculaire fœtal au moment de la naissance et dans les trois semaines au moins qui la suivent, a fait diminuer le nombre des ophtalmies purulentes des nouveau-nés dans des proportions considérables, sans toutefois la faire disparaître complètement, quel que soit l'agent médicamenteux employé;

7° Cet agent doit être non seulement d'une efficacité réelle, mais aussi d'une application facile et d'une innocuité absolue pour pouvoir être, sans danger, confié même à des mains inexpérimentées;

8° A ce point de vue les résultats obtenus jusqu'à présent avec la solution d'aniodol à 1 p. 4.000 nous permettent de penser que la vulgarisation de cette méthode pourrait rendre de réels services, surtout dans la pratique extra-hospitalière.

INDEX BIBLIOGRAPHIQUE

ABADIE. — Progrès Médical, 1894. p. 208. — Société Française d'ophtalmologie, mai 1894.

AUVARD. — Gazette hebdomadaire de Médecine, 1897, p. 674.

BAR. — Journal des Praticiens, n° 32, 1898.

BETTMANN. — Prophylaxie de l'ophtalmie dos nouveau-nés. (In Journal Americ. Med. Ass., 12 août 1893.)

BIETTI. — Typischie blennorrhœa neonatorum durch bacterium coli commune. (In Klin. Monatsbl. f. Augenheilk., 1, 34. 1899.)

BRISKEN. — In Allgem. Med. Central Zeit. 20 février 1892.

BUDIN. — Du traitement prophylactique de l'ophtalmie purulente des nouveau-nés par l'instillation de nitrate d'argent à 1 p. 150. (In Progrès Médical 1895 et Journal méd. de Bordeaux, octobre 1892.)

BUSINELLI. — Sull'ottalmia dei neonati, Modena, 1892.

CALDERON. — Aperçu sur les ophtalmies des nouveau-nés. (In Recueil d'Ophtalmologie. Octobre 1874, p. 450.)

CHARPENTIER. — Prophylaxie de l'ophtalmie des nouveau-nés. (In Bulletin Académie de Médecine, 27 mars 1894).

CHARTRES. — Thèse Bordeaux, 1896.

CHASSAIGNAC. — Sur la nature et le traitement de l'ophtalmie des nouveau-nés. (In Gazette des Hôpitaux, septembre 1847).

CHENEY. — Ophtalmie purulente du nouveau-né, cause de cécité (Boston Med. Journ., 14 avril 1892).

CHIBRET. — Pathogénie et prophylaxie de l'ophtalmie des nouveau-nés. — Congrès français d'ophtalmologie, mai 1891.

COHN. — Prophylaxie de l'ophtalmie des nouveau-nés. (In Centralblatt f. prakt. Augenheilk, avril 1895.)

CONNEN. — Thèse, Paris, 1884.

CUÉNOD. — Bactériologie clinique de la conjonctivite. (In Gazette des Hôpitaux, 15 septembre 1894.)

DALY. — L'ophtalmie purulente au point de vue bactériologique. (In Boston med. Journ., 8 août 1897.)

DEHENNE. — Union Médicale, décembre 1886, t. XLII, p. 896 et Revue d'Hygiène, 1891.

DUBOIS et DÉSORMEAUX. — Dictionnaire en 30 volumes, article « Nouveau-né ».

DURAND. — Thèse Bordeaux, 1885.

ESCALAIS. — Thèse, Paris 1883.

Fieuzal. — Prévention de la Cécité. (Congrès d'hygiène et de Démographie de Genève, 1882.

— Fonctionnements de la Clinique Baudelocque, 1891 à 1900.

Fuchs. — Causes et préventions de la cécité, trad. par le Dr Fienzal, 1885.

Galezowski. — Sur l'ophtalmie des nouveau-nés. (In Recueil d'Ophtalmologie, 1875, p. 263 et Revue d'Hygiène, 1898.)

Grossmann. — Ophtalmie des nouveau-nés et sa prophylaxie. (In British Med. Journ., 28 septembre 1889 et 7 février 1891.)

Gaun. — Ueber die Abortiv Heilmethode der ophtalmia neonatorum. (In Prager Vierteljahrsch. T. II; III et XXIII, 1849.)

Heim. — Thèse de Berne, 1894.

Hinde. — De l'ophtalmie purulente considérée au point de vue de sa spécificité microbienne. (Journ. Med. Ass., 14 octobre 1894.)

Hippel. — L'œil normal des nouveau-nés. (Archiv. f. Opht. T. XLV, p. 286, 1898.)

Hirschberg. — Observations historiques au sujet de l'Ophtalmie des nouveau-nés. (Centralblatt f. prakt. Augenheilk. Février 1894.)

Howe. — Ophtalmie purulente et cécité dans l'Etat de New-York. (New-York Med. Journ., 4 mai 1889, p. 489.)

Inouje. — Blennorrhœa infantum. (Centralblatt f. prakt. Augenheilk, april 1898.)

Jameson. — Observation on the prophylaxis of ophtalmia neonatorum. (Med. Record, 4 mars 1899.)

Kœstlin. — Emploi de la méthode de Credé dans l'ophtalmie des nouveau-nés. (Archiv. f. Gynœk. 1898.)

Kroner. — Zur Aetiologie der ophtalblenn. neonatorum. (Archiv für Gynœk. 1884, p. 043.)

De Lapersonne. — Rapport sur l'ophtalmie des nouveau-nés et sur les mesures administratives à prendre pour éviter ses dangers. (Bulletin médical du Nord, n° 20, 1890.)

Liebreich. — On the treatment and the origin of purulent ophtalmia in new born chilren. (In Med. Times and Gaz. 1871).

Looten. — Thèse. Paris 1875.

Mackenzie et Marchall. — De l'ophtalmie des nouveau-nés. (London opht. hosp. Rep. XIV, p. 410, 1897.)

Masse. — Gazette hebdomadaire des Sciences médicales de Bordeaux, 1880, p. 75.

Mathieu. — Evolution et traitement intégral de l'ophtalmie des nouveau-nés. (Journal de Clinique Infantile. Janvier 1895.)

May. — Traitement prophylactique de l'ophtalmie des nouveau-nés (Med. Record, 10 février 1895.)

Morax. — Thèse, Paris 1894.

Parinaud. — Conjonctivite lacrymale à pneumonoque. (Annales d'oculistique, décembre 1894.)

Pinard. — Rapport sur la prophylaxie des ophtalmies purulentes des nouveau-nés. (Bulletin de l'Académie de médecine 16 juillet 1901.)

Prince. — Med Record, 26 août 1893.

Puech. — A propos de l'ophtalmie des nouveau-nés. (Gazette hebdomadaire de Montpellier, n° 34, 1889. — Journ. méd. de Bordeaux du 30 juin 1895).

Réal. — L'ophtalmie des nouveau-nés. (L'actualité médicale, 15 février 1890.)

Reymond. — Thèse, Paris 1898.

Ribemont, Dessaignes et Lepage. — Traité d'obstétrique.

Rohmer. — Sur l'ophtalmie des nouveau-nés. (Annales d'oculistique, décembre 1894, et Revue médicale de l'Est. 1er janvier 1895.)

Rotholz. — De l'ophtalmie blennorragique des nouveau-nés. (Berlin Klin. Wockens, 25 janvier 1897.)

Sauer. — Thèse de Bonn 1898. Ueber Blennorrhœa neonatorum.

Schmidt-Rimpler. — Etiologie et traitement de l'ophtalmie des nouveau-nés. (Deutsche Med. Woch., n° 31, 1890.)

De Schweinitz. — Diseases of the eye, 1892.

Sér. — Le gonocoque. Thèse, Paris 1898.

Séguin. — Thèse, Paris 1892.

Sourisse. — Thèse, Bordeaux 1890.

Tarnier. — De l'asepsie et de l'antisepsie en obstétrique, 1894.

Trousseau. — Prophylaxie de l'ophtalmie purulente. (Journal des praticiens, 1895 et Archives d'ophtalmologie, avril 1892.)

Valenta. — Sur la prophylaxie de l'ophtalmie des nouveau-nés. (Wiener Klin. Woch., n° 35. 1890.)

Vassal. — Sur les causes de la cécité. Thèse, Bordeaux 1894.

Vignandon. — Thèse, Paris 1894.

Widmark. — Prophylaxie de l'ophtalmie des nouveau-nés, in Centralblatt f. prakt. Augenheilkunde, septembre 1896. — Sur la fréquence de l'ophtalmie des nouveau-nés en Suède. (Revue générale d'ophtalmologie, Paris 1888, p. 145.)

Williams. — Blennorrhœa neonatorum. (Boston med. Journ., janvier 1875.)

Wurdemann. — Etiology of ophtalmia in the new born. (Journ. Med. Ass. Chicago. Avril 1893, p. 377.)

Zweifel. — Zur Aetiologie der Ophtalmoblennorrhœa neonatorum. (Archiv. f. Gynœk. 1884, p. 318.)

Paris. — Typ. A. DAVY, 52, rue Madame — Téléphone

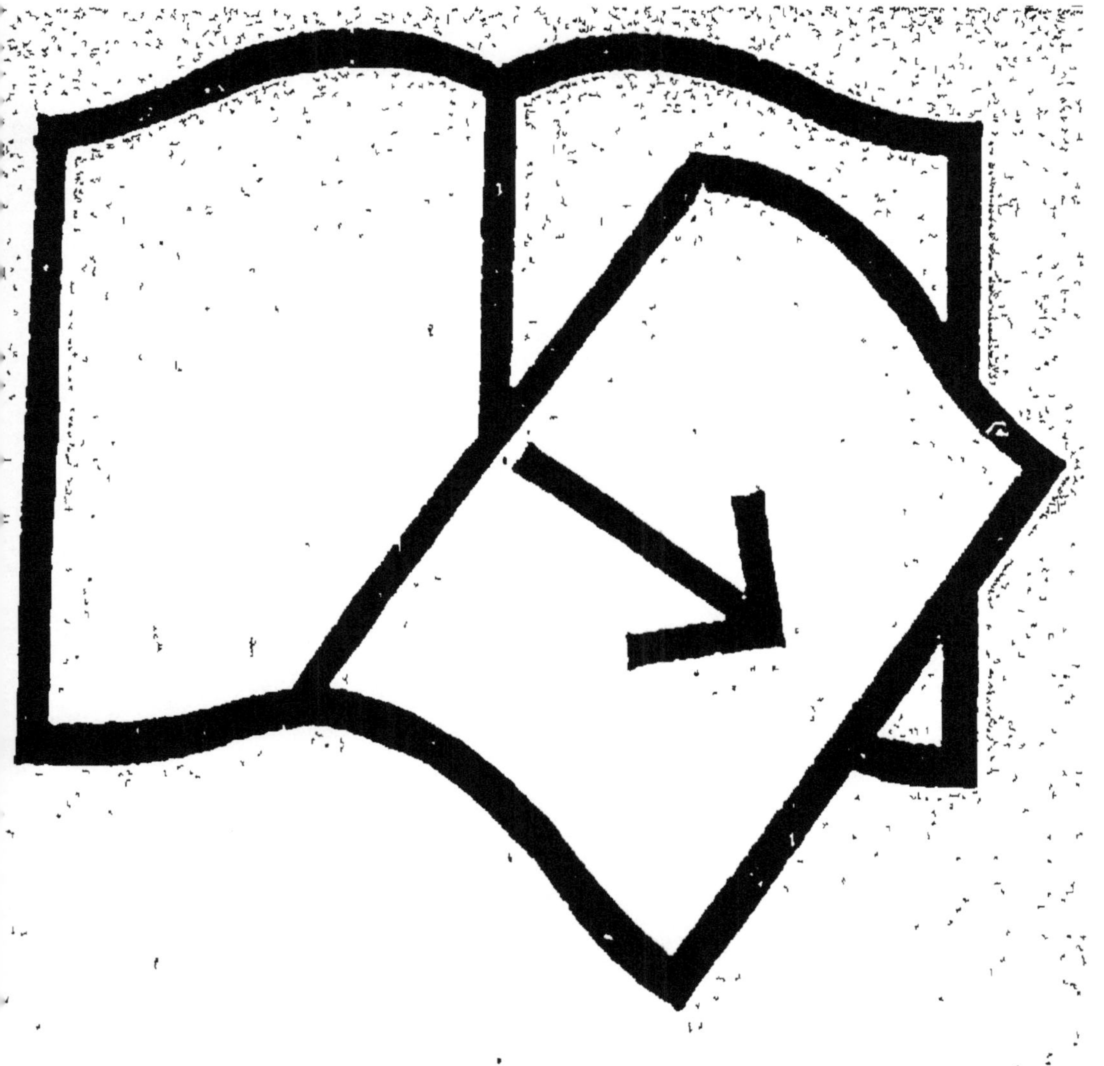

Documents manquants (pages, cahiers...)
NF Z 43-120-13